これ1冊！

「ひざの痛み」

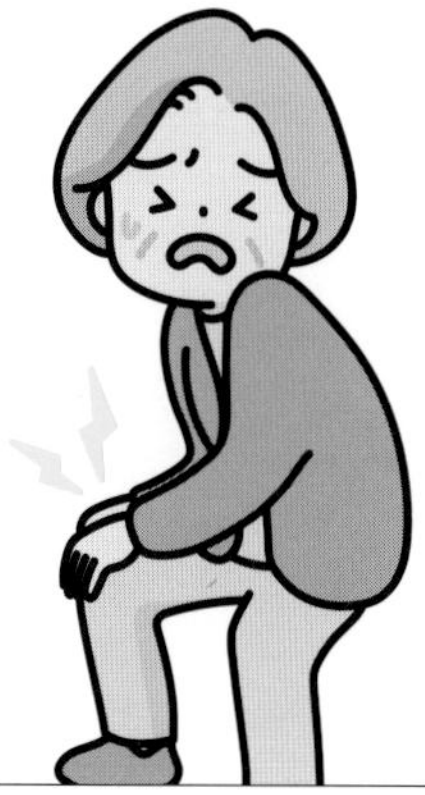

監修
宮田重樹　福辻鋭記　市橋研一　戸田佳孝　酒井慎太郎

PHP

日本人の5人に1人は
ひざに何らかのトラブルが!

特に女性は筋力が弱いので痛みを感じやすい

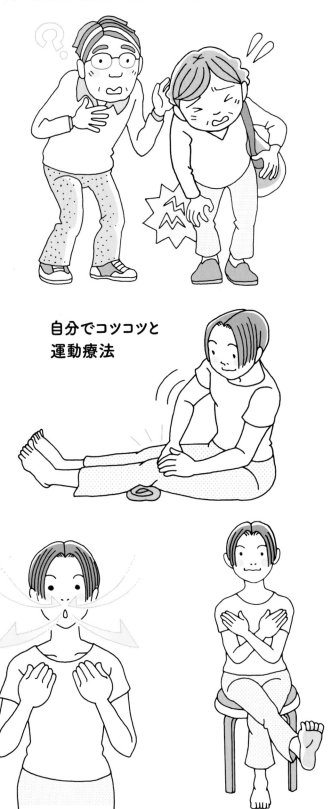

自分でコツコツと
運動療法

無理なく続ける
ことが大切

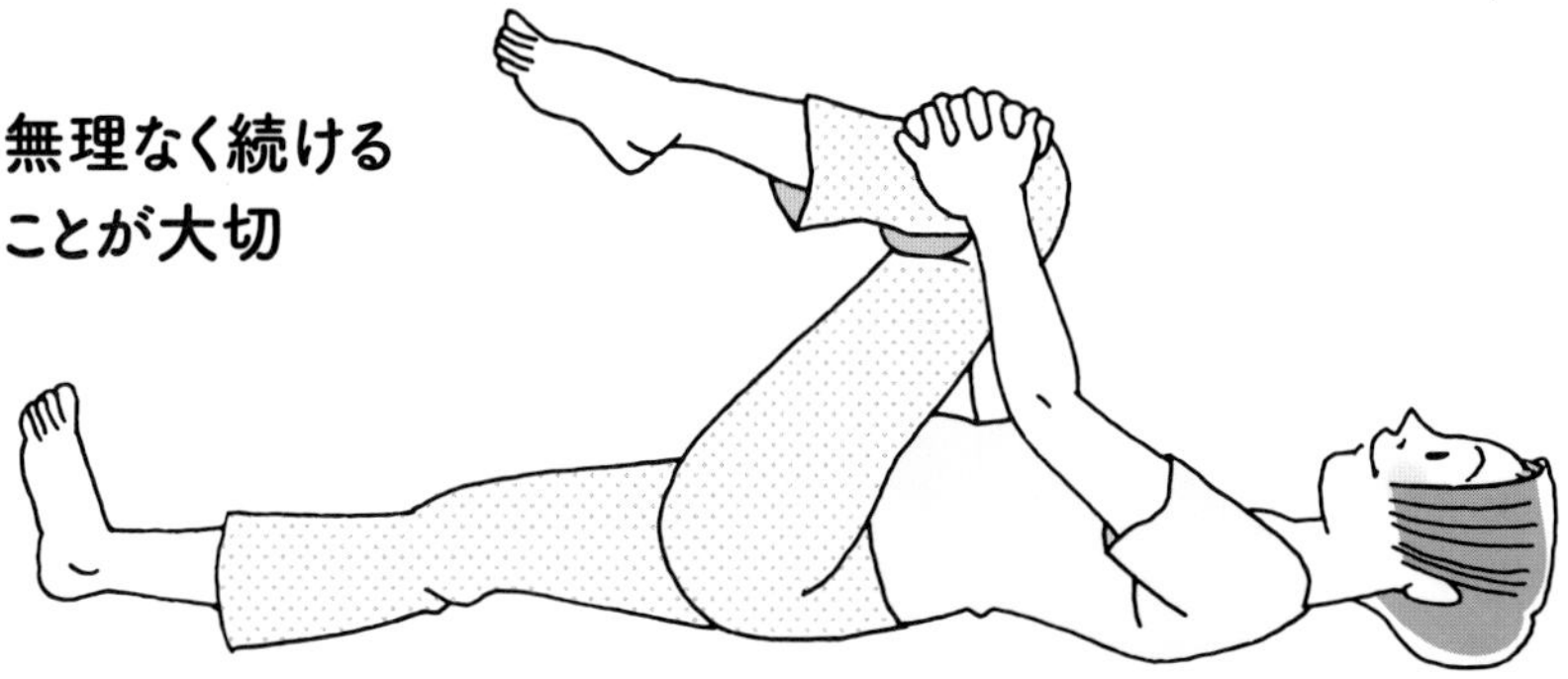

つらい痛みの改善に向けて応援します！

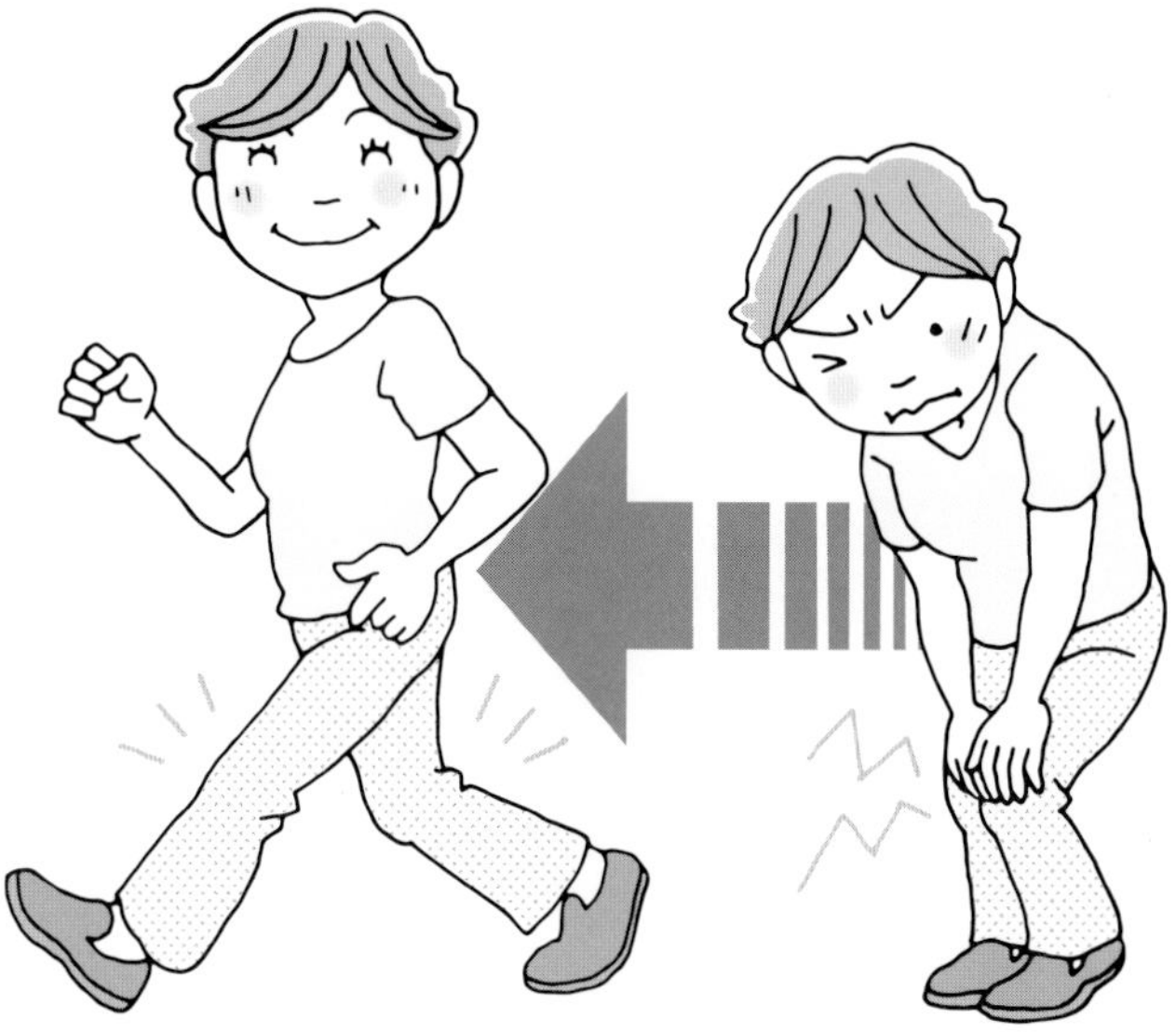

日本人の5人に1人はひざに何らかのトラブルを抱えています。ひざは「立つ」「歩く」という基本の動作を担《にな》うとても大切な関節。

ひざの状態の善《よ》し悪しで、私たちの生活の質（QOL）は大きく左右されてしまうのです。

もちろん重症の方は、まず医療機関に行くことが第一ですが、自分でもコツコツと運動療法を継続してください。前向きに取り組めば、つらい痛みも改善する可能性は十分にあります！

みんなが
悩んでいる

ひざの痛みをやわらげる運動療法をやさしく教えます

ひざ関節の構造

運動不足や加齢で筋肉が減る

筋肉が減ると身体のバランスが崩れ、重心がゆがみ、骨盤・背骨・股関節等に影響が出てしまいます。**特に女性は男性に比べて筋力が弱いので、痛みを感じやすい**のです。

関節軟骨がすり減ってしまう

ひざの内側の軟骨が減ることによってO脚《オー》が進み、軟骨のかけらが滑膜《かつまく》を刺激して炎症を起こし、変形性ひざ関節症を発症します。**女性は閉経後に軟骨の新陳代謝を助ける女性ホルモンが減り、軟骨が削れやすくなる**とも考えられます。

ひざが
痛くなる原因は
さまざま

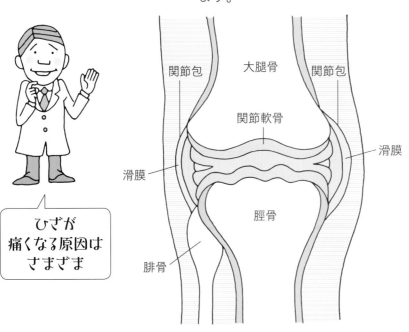

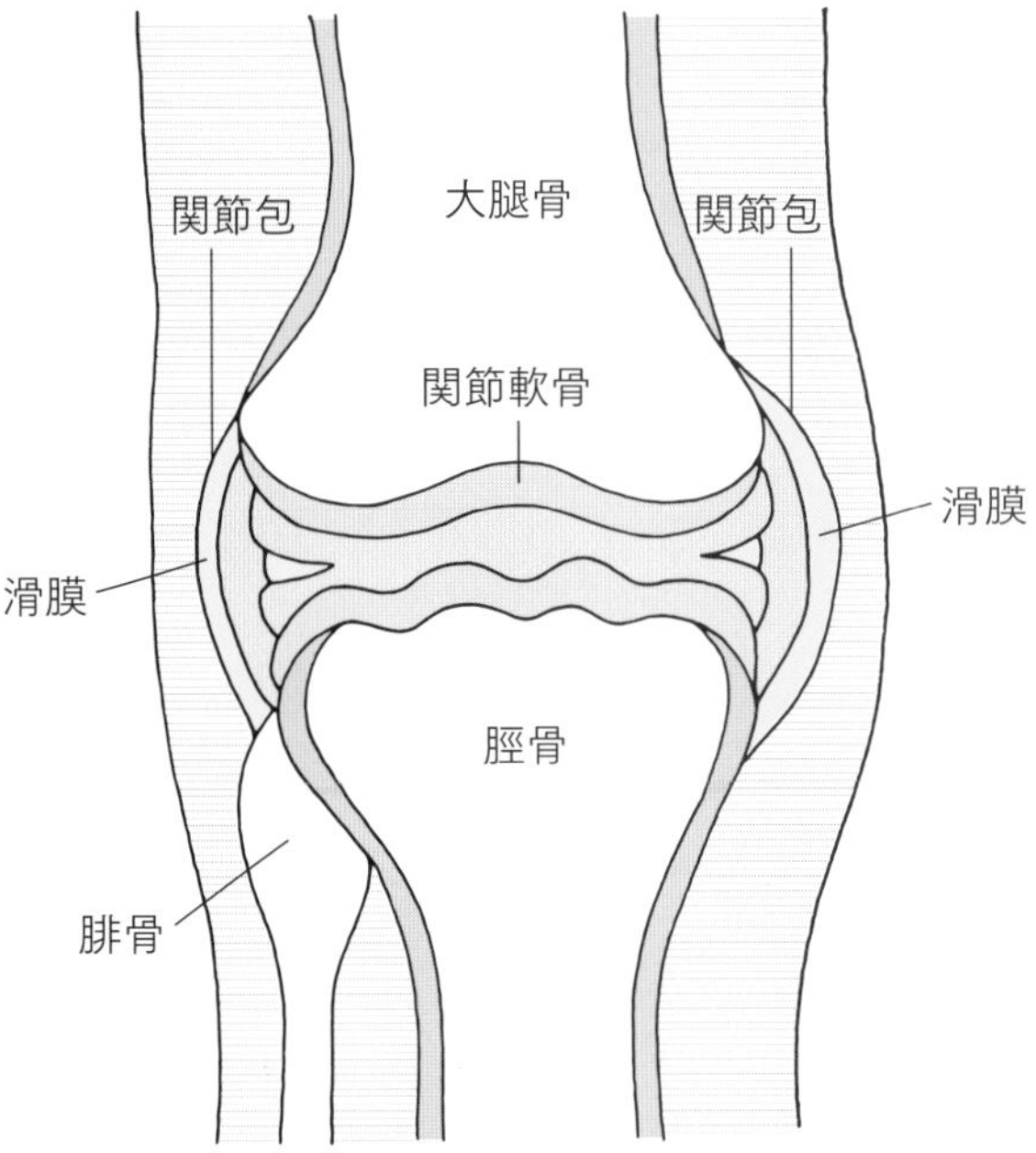
関節包
大腿骨
関節包
関節軟骨
滑膜
滑膜
脛骨
腓骨

姿勢の悪さ

ねこ背や腰の湾曲《わんきょく》などで上半身が前傾すると、下腹が前に出て、ひざや足首に大きな負担がかかります。

坐骨神経痛からの痛み

坐骨神経は腰・お尻・太ももの裏側から足先までつながっており、ヘルニア（身体の中の一部があるべき場所から出てきてしまった状態）で坐骨神経が圧迫されると、ひざの周辺が痛むことがあります。

ひざ痛の一般的な治療法

ひざ痛（主として変形性ひざ関節症）の治療法は、大きく「保存療法」と「外科手術」に分けられます。

この先生方に聞きました！

宮《みや》田《た》重《しげ》樹《き》先生

整形外科医。医学博士。宮田医院院長。高齢者でも取り組める運動や生活習慣を提案・指導している。

▶10ページ

福《ふく》辻《つじ》鋭《とし》記《き》先生

アスカ鍼灸治療院院長。日中治療医学研究会会員。東洋医学と美容を融合した「美容鍼灸」の第一人者。

▶22ページ

市《いち》橋《はし》研《けん》一《いち》先生

市橋クリニック院長。福辻先生の『つらいひざの痛みをやわらげる1日1分！　筋肉はがし』の監修を務める。

戸《と》田《だ》佳《よし》孝《たか》先生

戸田整形外科リウマチ科クリニック院長。医学博士。変形性ひざ関節症の保存的治療を研究し続けている。

▶34ページ

酒《さか》井《い》慎《しん》太《た》郎《ろう》先生

株式会社さかいクリニックグループ代表。関節包内矯正・体外再生圧力波システムを開発し、欧州で紹介された。

▶44ページ

保存療法

- **生活習慣の改善**

  ⇒ダイエットでひざ関節への負担を減らす

- **薬物療法**

  ⇒薬を使って炎症・痛みを抑える

- **物理療法**

  ⇒光や熱、電気的な刺激で炎症・痛みを抑える

- **運動療法**

  ⇒ひざ周辺の筋肉を強化して、ひざ関節への負担を減らす

外科手術

- **関節鏡視下手術**

  ⇒ひざの中に小型カメラを入れ、けばだった軟骨を切り取る

- **人工ひざ関節置換術**

  ⇒ひざの関節を人工関節に取り換える

本書では、これらのうち、どなたでもご家庭で実践できる**「運動療法」**に着目。治療で成果を表している種々のトレーニングを紹介しています。

※注意「脚」と「足」の違い

運動療法の説明の中で、太ももの付け根から足首までを「脚」、かかとからつま先までを「足」と書き分けています。混同されないようご注意ください。

これ1冊！「ひざの痛み」もくじ

※体操・ストレッチの効果には個人差があります。身体に異常を感じたときは、すみやかに中止してください。持病のある方は、医師に相談してから行ってください。

曲がった身体をまっすぐに

宮田重樹先生の「ひざ伸ばし」

生活の質（QOL）が下がる理由は？

1 60歳を過ぎると筋力が急激に衰《おとろ》え、80歳では若い頃の約半分に

2 加齢で関節の可動域が狭くなり、可動域以上に動かすと痛くなる

運動・スポーツの実施頻度と新体力テストの関連

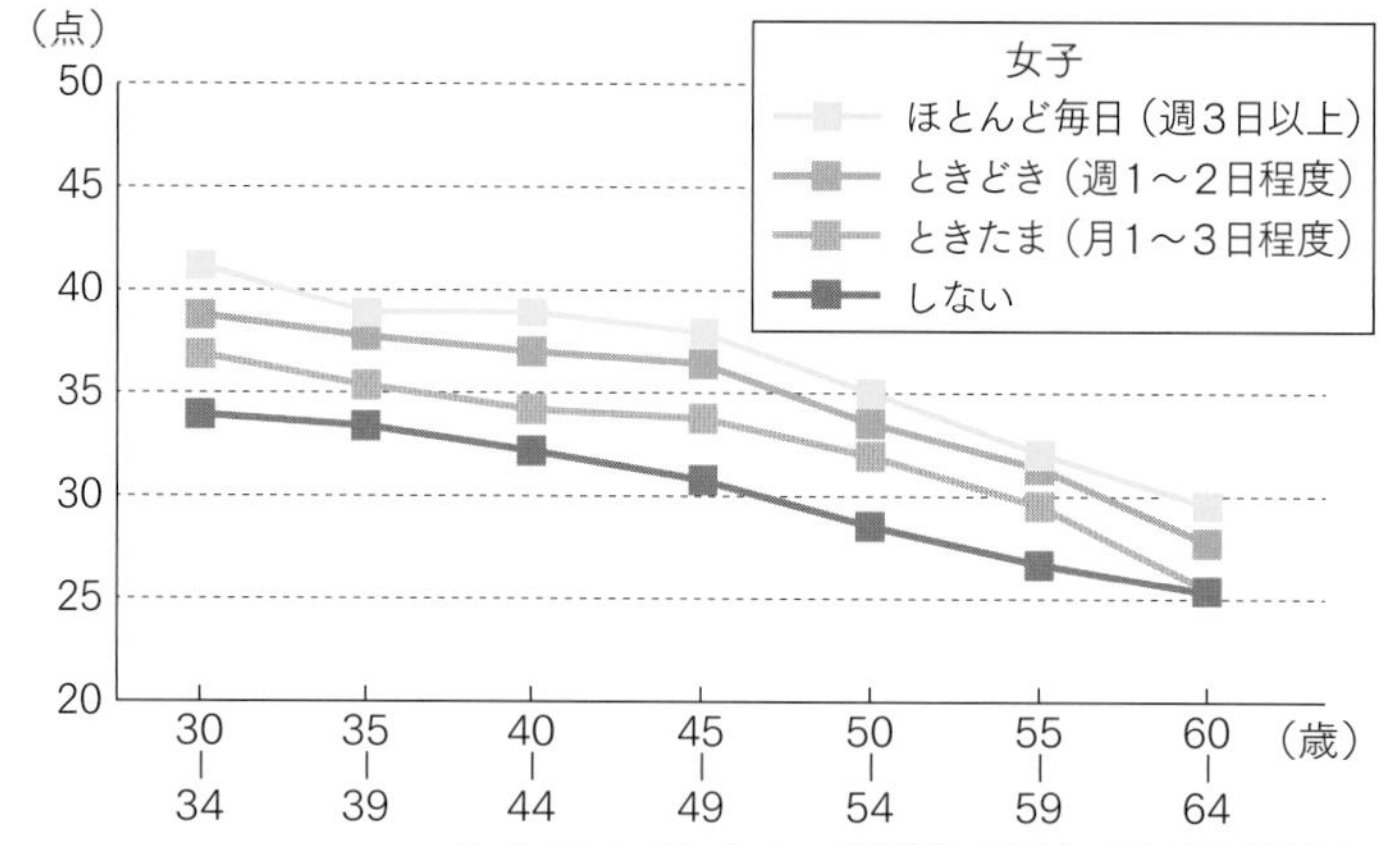

平成28年度 体力・運動能力調査（文部科学省）

特に運動をしていない女性は、40代以降、加速度的に体力が弱まっていきます。筋力は60歳を過ぎると急激に衰え、80歳では若い頃の約半分に低下。関節の可動域も狭まり、身体が硬くなってしまうのです。

ひざを伸ばせば太ももが強くなる

1　ひざ関節は「歩く」ためにある

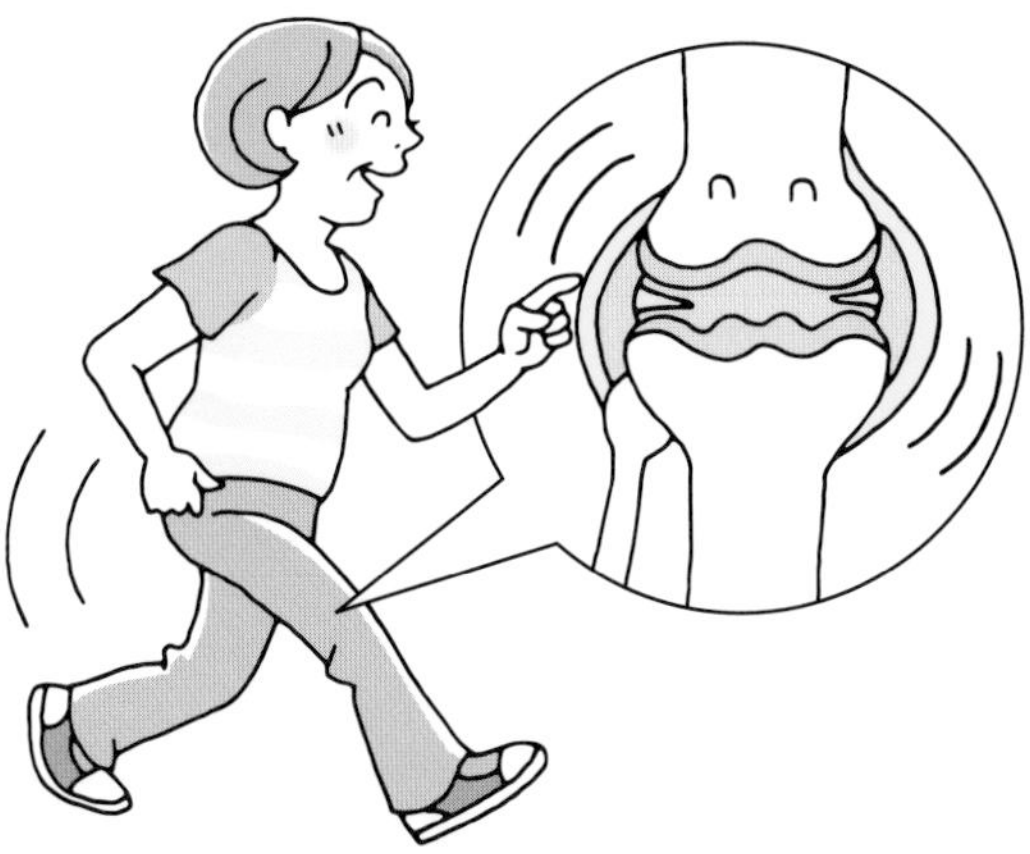

ひざ関節の役割とは、2本の脚で「体重」を支えながら「歩く」ことです。私たちはひざ関節で身体の重みを受け止め、同時に曲げたり伸ばしたりしながら歩いています。そのためひざ関節が正常に機能しなければ、うまく歩行できず、まっすぐに立った姿勢を保つこともできなくなるのです。

2　ひざを伸ばして脚力を鍛えよう

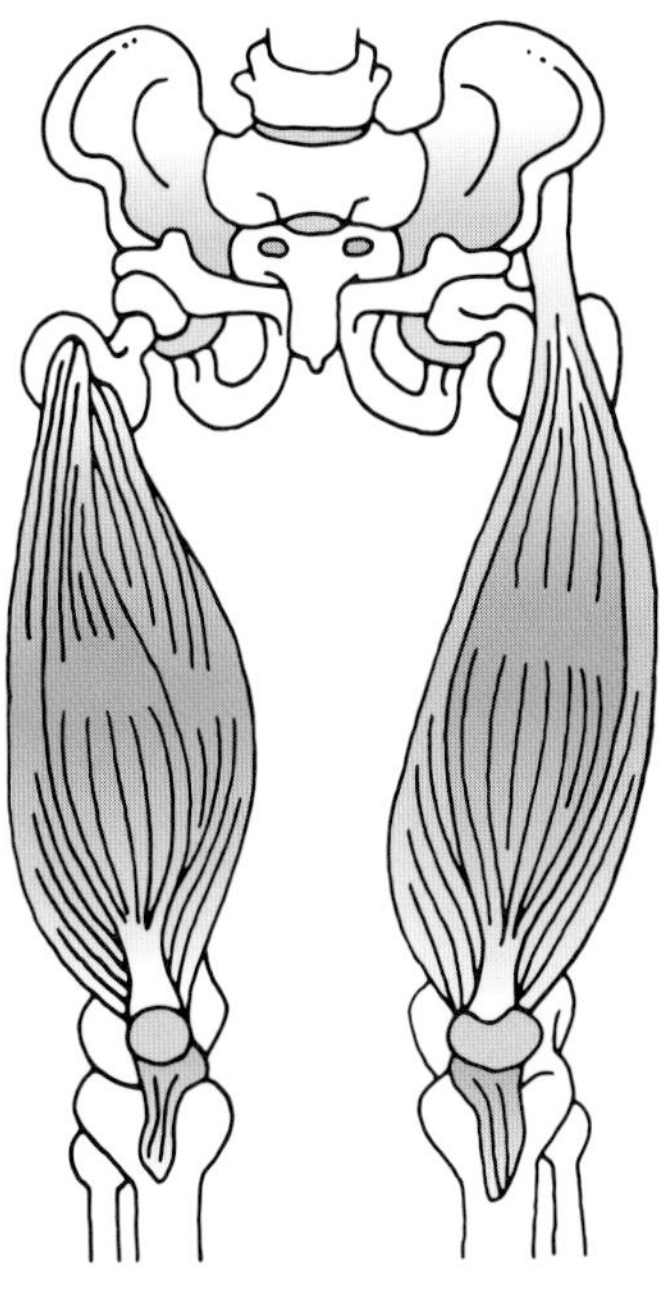

ひざを伸ばすトレーニングを積み重ねると、結果として太ももの筋肉（大腿《だいたい》四《し》頭筋《とうきん》）が鍛えられ、本来の「筋力」が戻ってきます。するとその筋肉がひざを支えてくれるようになり、ひざ関節の負担が軽くなります。これにより痛みが軽減し、歩いたり、立ったり、座ったりしやすくなっていくのです。

片脚立ちチェック

まずは現在のひざの健康状態をチェック。現在の状況を知り、なぜトレーニングするのかを理解しましょう。

ここをチェック！

- 「立ったままズボンがはけるかどうか」
- 「立ったままくつ下がはけるかどうか」

身体が揺れないよう
バランスをとる
ズボンに脚を通す
片脚で立つ

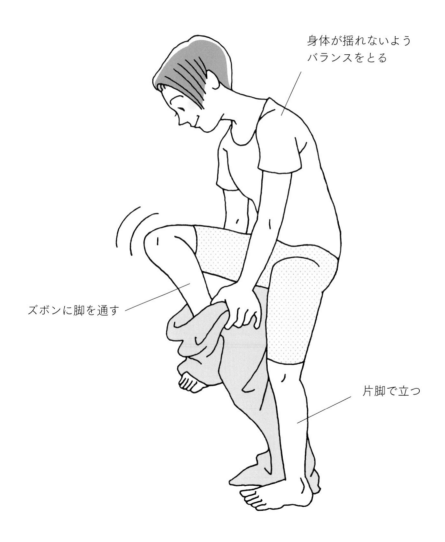

片脚立ちでズボンやくつ下をはくには、脚力やバランス感覚が必要。うまくはけなかった人は、脚力がかなり悪化しています。

フロントランジ

脚を前後に開き、ひざの曲げ伸ばしを行うトレーニング

このあと紹介するトレーニング法の一つですが、ひざの健康チェックにも応用できます。

ここをチェック！

- 「ひざが内に入ったり外向きになっていないか」
- 「ひざがぐらついていないか」

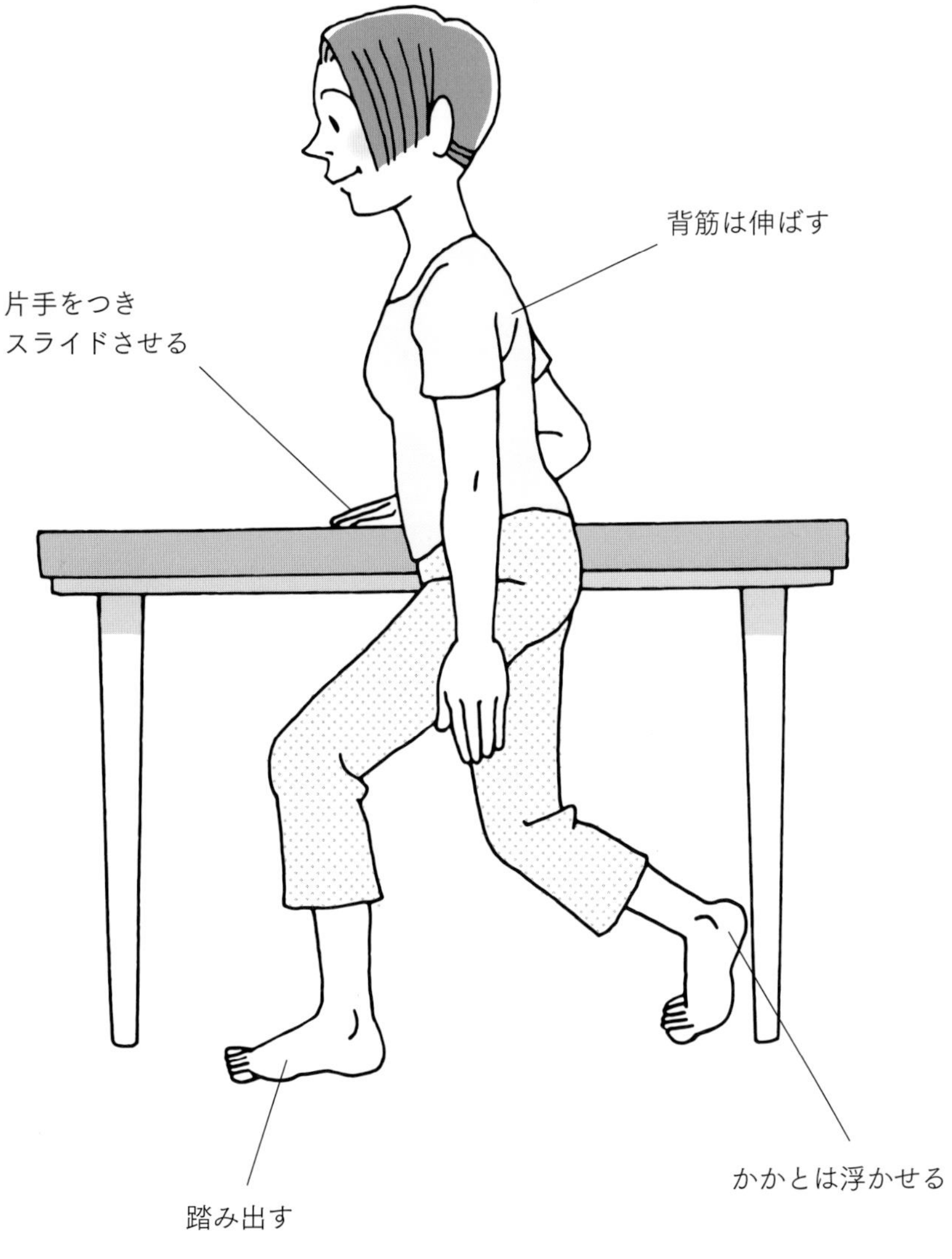
背筋は伸ばす
片手をつき
スライドさせる
かかとは浮かせる
踏み出す

片手をテーブルに置き、片脚を大きく前に踏み出します。その際、後ろに残った足のかかとは浮かせます。一歩踏み出したとき、つま先よりひざが内に入っていたり、外向きになっていたり、ひざがぐらついているとひざ痛を引き起こします。

姿勢チェック

起床時と就寝前に「姿勢チェック」を行いましょう。
正しい姿勢で若々しさを保っていきたいものです。

両ひざの隙間をチェック

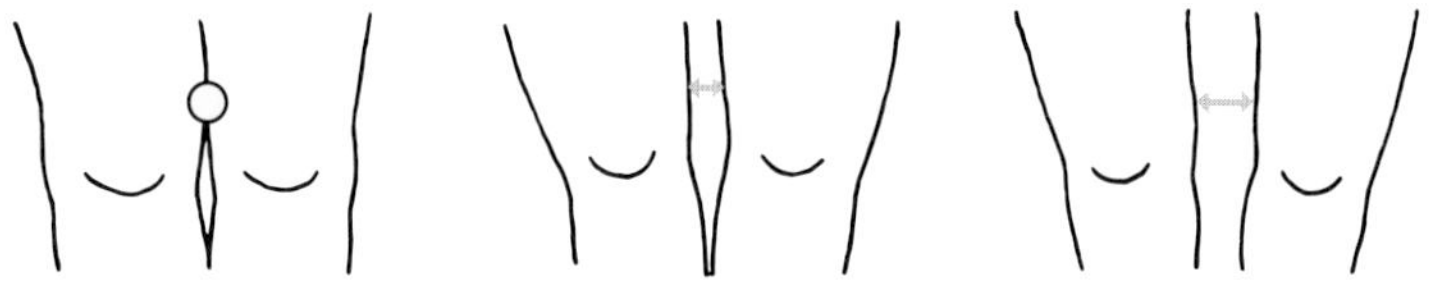

- 指0～1本分ならOK
- 指2本分なら要注意
- 指3本分以上空いていたら、変形性ひざ関節症の可能性

横　　**正面**

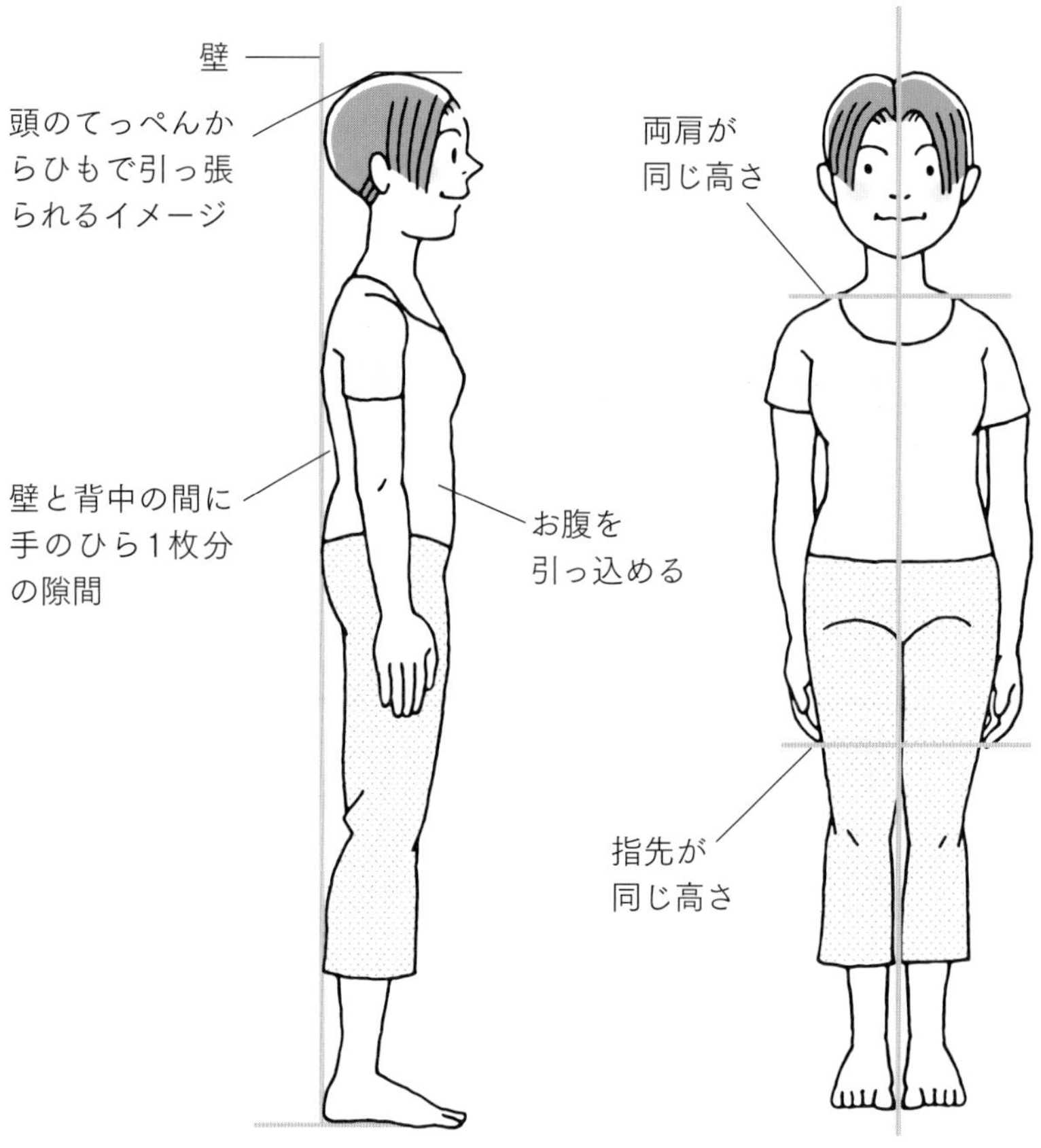

壁
頭のてっぺんからひもで引っ張られるイメージ
壁と背中の間に手のひら1枚分の隙間
お腹を引っ込める
両肩が同じ高さ
指先が同じ高さ

後頭部から肩甲骨、お尻、かかとにかけて、壁にぴったりつけるようにして立ちます。頭のてっぺんからひもで引っ張られているイメージで、お腹を引っ込め、壁と背中の間に手のひら1枚分の隙間が空くようにしましょう。

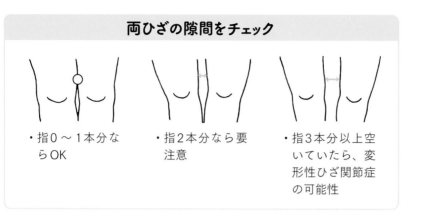

ひざチェック

脚を伸ばして座ります。力を入れず、自然にした状態でひざの裏と床との隙間をチェックします。

ひざの裏と床の間に指が入るかどうかを確かめてみてください。

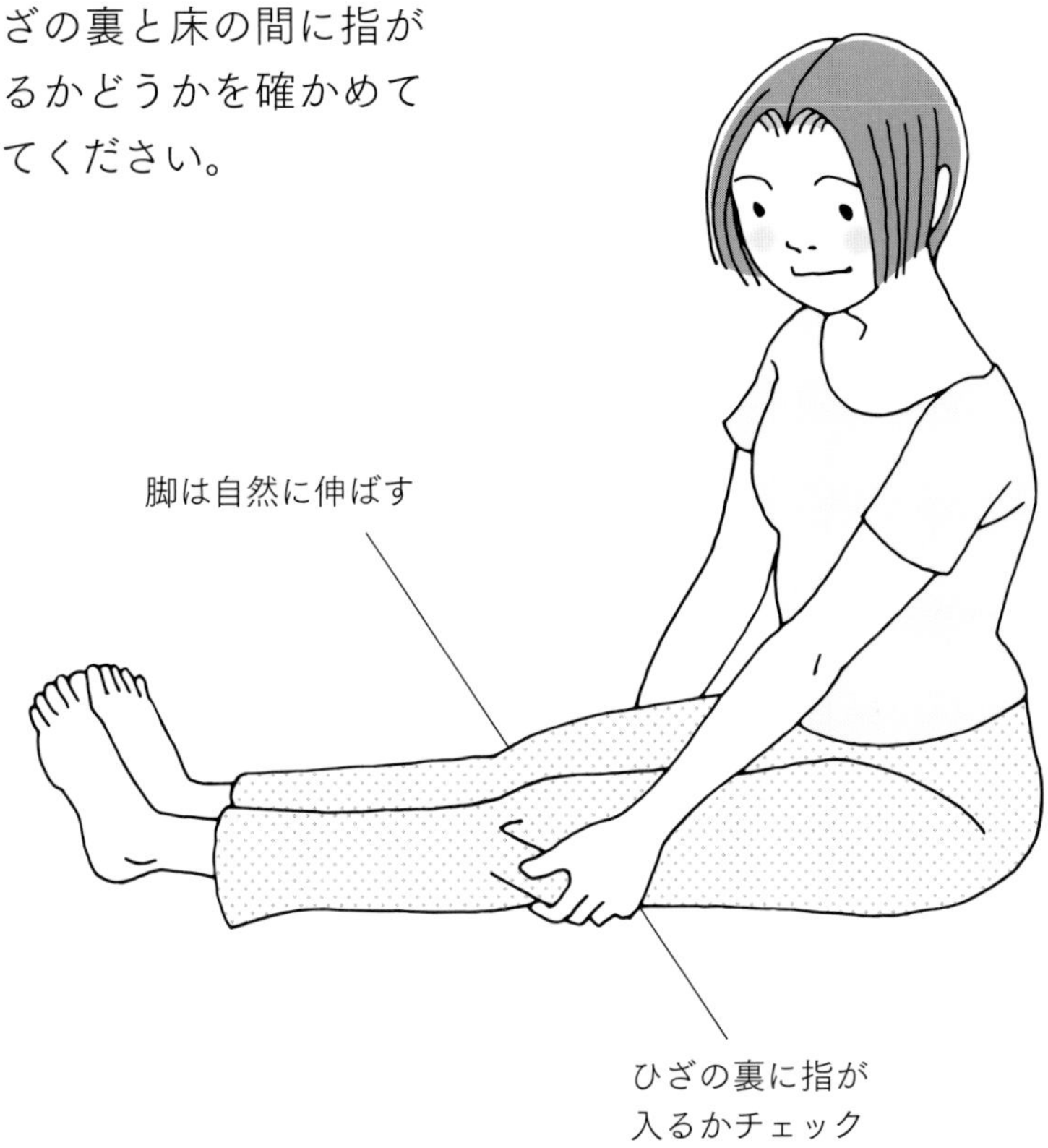

脚は自然に伸ばす
ひざの裏に指が
入るかチェック

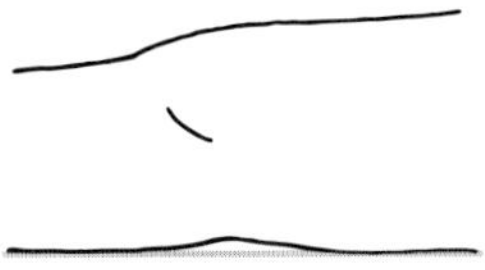

・指0～1本分ならOK

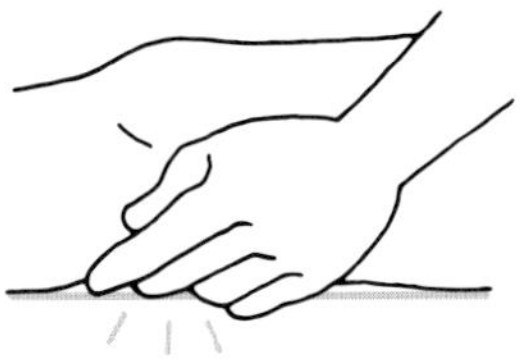

・指2本分なら要注意

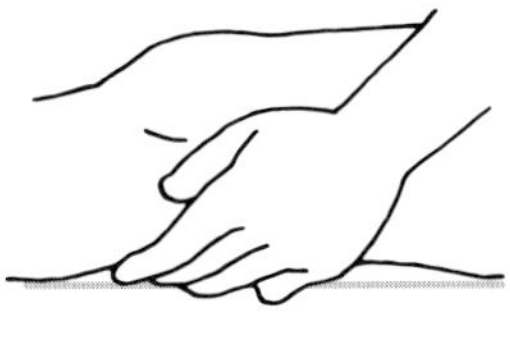

・指3本分以上空いていたら、ひざのこわばりがかなり進行している状態です

スクワット

イスを使ったトレーニングです。下半身の筋力をアップし、ひざのぐらつきを軽減していきます。

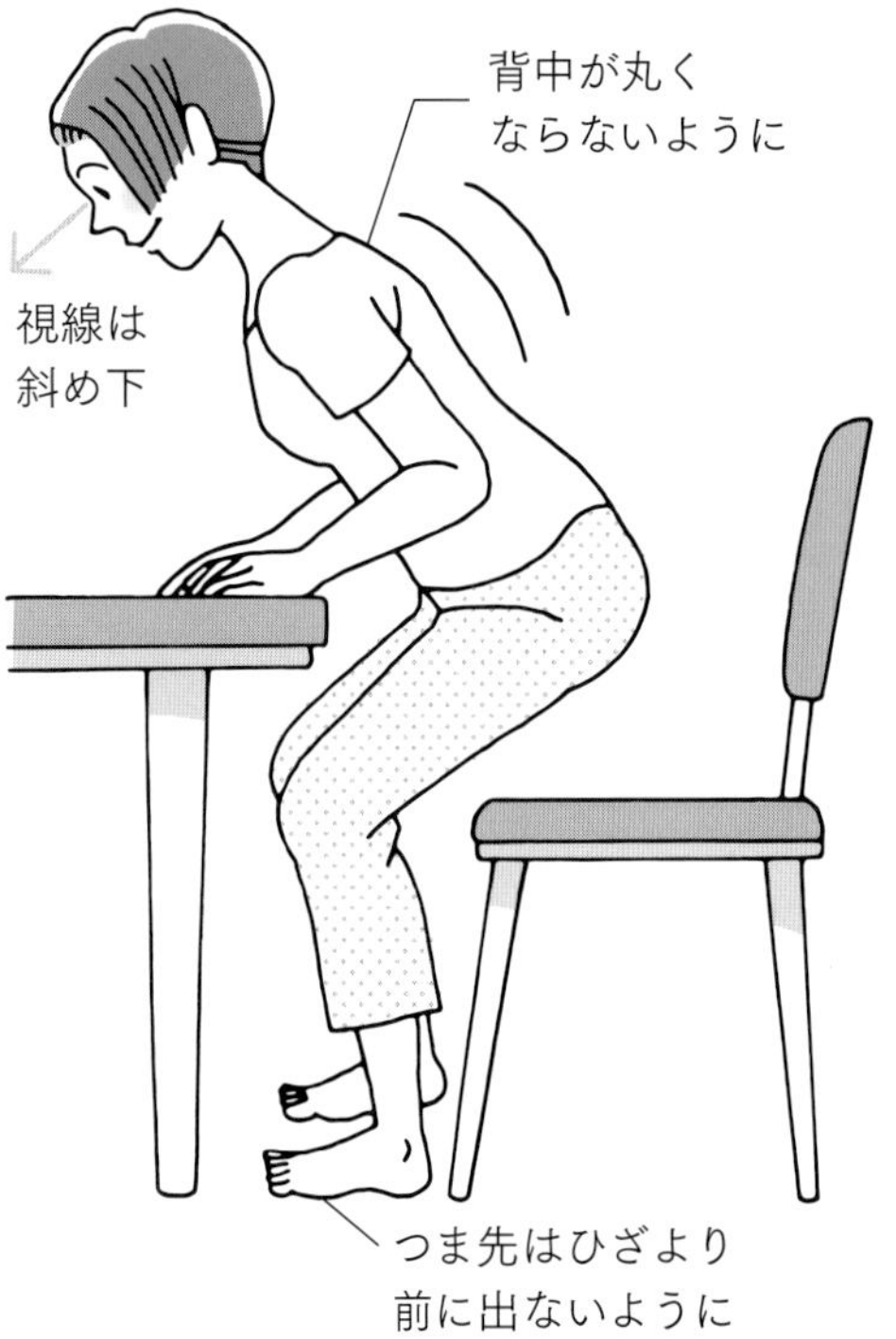
背中が丸く
ならないように
視線は
斜め下
つま先はひざより
前に出ないように

1 座った状態から前傾して立ち上がる

両手を机の上に置き、上半身を前傾させてお尻を浮かせます。

5~20回
無理のない範囲で

つま先立ち

ひざ下の筋力の向上と、体幹を安定させるのに効果があり、とても簡単な運動です。

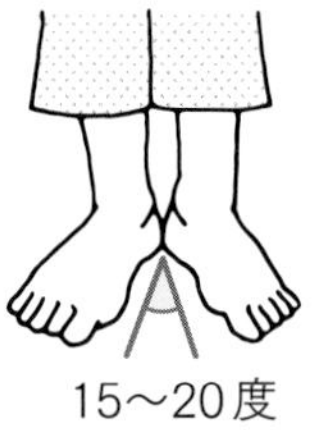
15〜20度

1 背筋を伸ばして立つ

背筋を伸ばして左右のかかと同士をつけて立ち、机に手をつきます。かかとをそろえ、足は15～20度くらいに開きます。

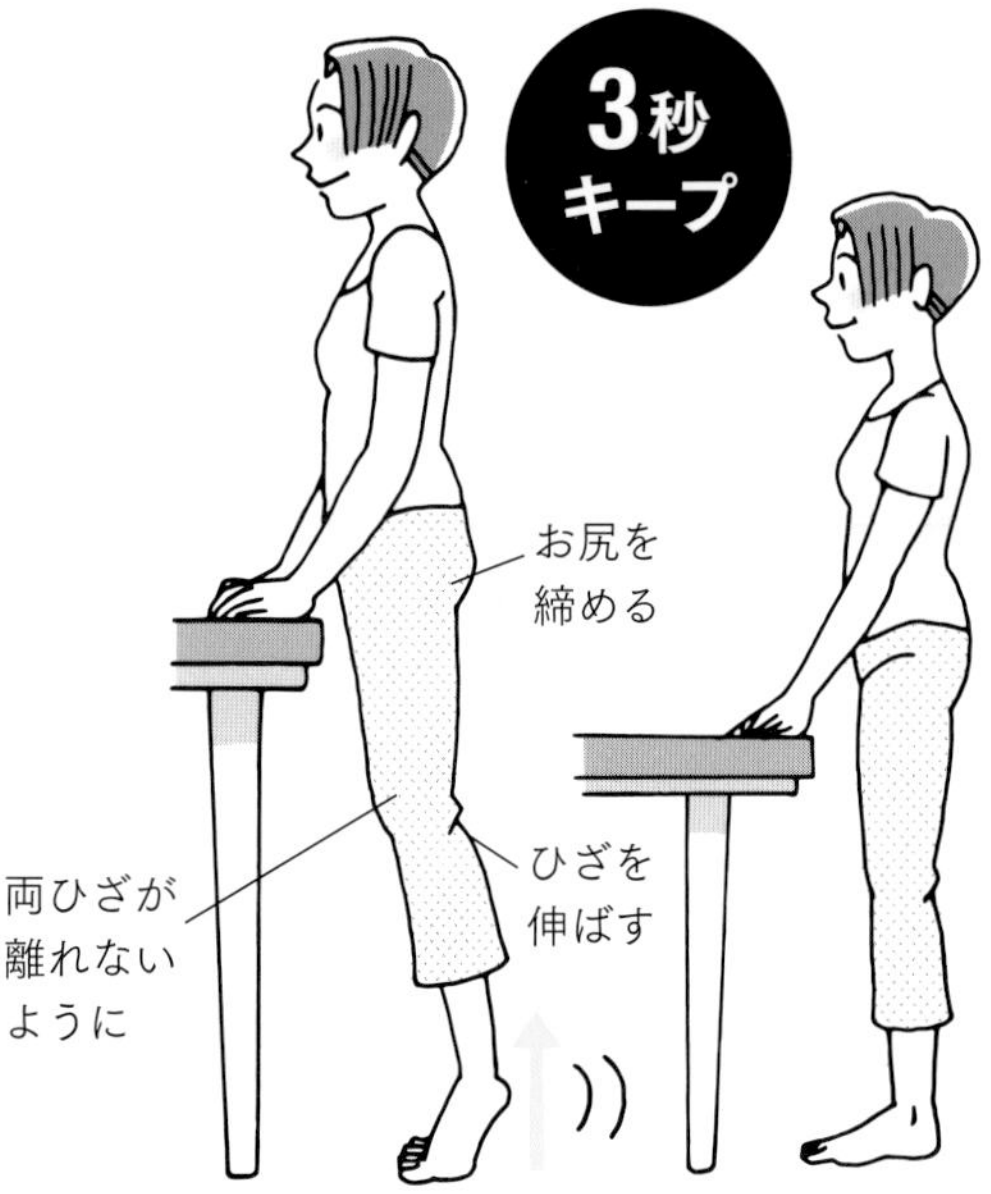
3秒
キープ
お尻を
締める
両ひざが
離れない
ように
ひざを
伸ばす

2 ひざを伸ばす

真上に引っ張られるイメージで、かかとをゆっくりと上げ、ひざを伸ばし切った状態で3秒キープ。ゆっくりと下ろします。内もも、お尻を引き締めて両ひざが離れないようにします。

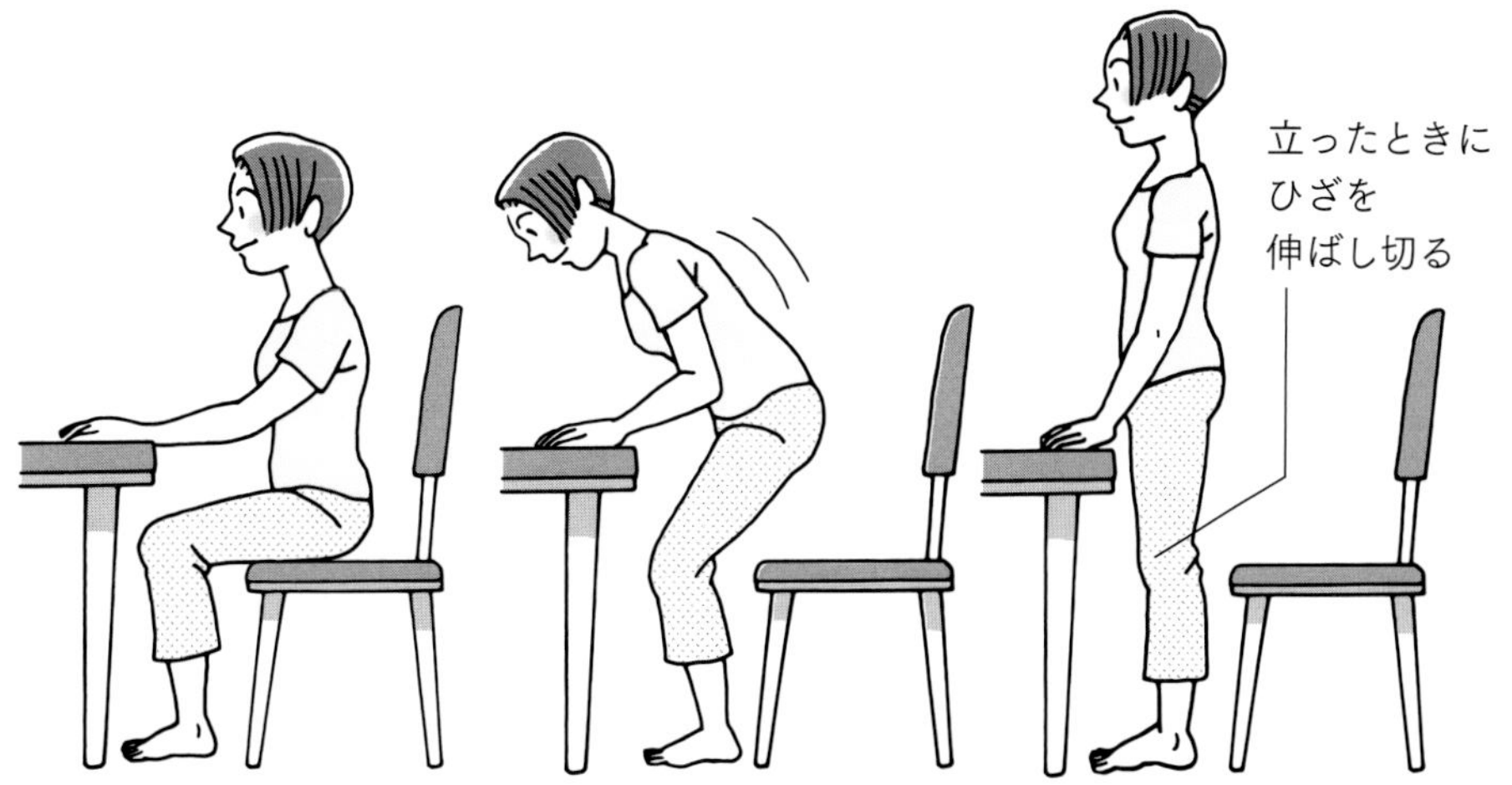
立ったときに
ひざを
伸ばし切る

2 立ち上がる

背中が丸くならないように、立ち上がり、ひざを伸ばし切ります。

3 ゆっくりと座る

机に両手をついてゆっくりと座ります。お尻を後ろに引いて便座に座るイメージで股関節を曲げて座ります。

片脚立ち

ひざを安定させるために、片脚で立つトレーニングを行い、同時にバランス感覚も養います。

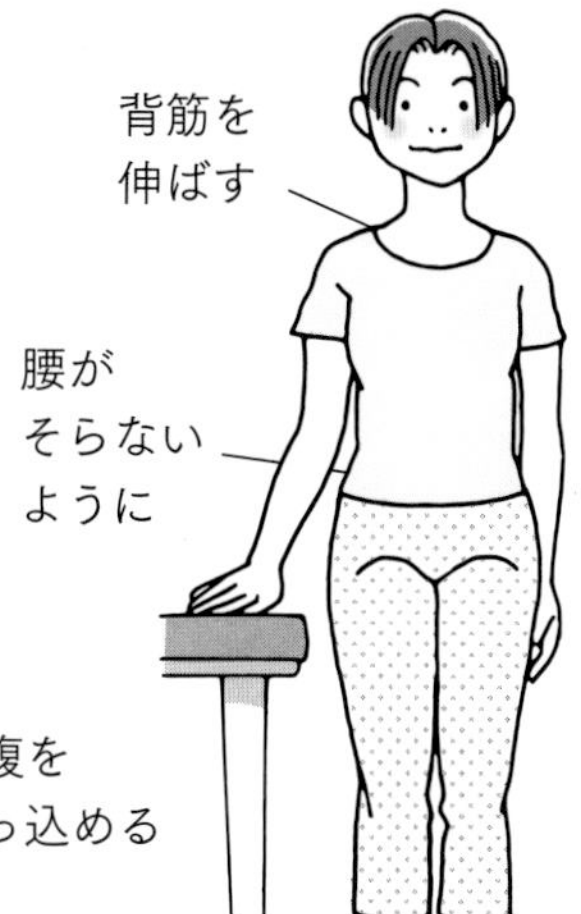
背筋を
伸ばす
腰が
そらない
ように

1 まっすぐに立つ

机に片手をつき、まっすぐに立ちます。背筋を伸ばそうとしすぎて腰がそらないように。

2 脚を上げる

手をついた側の脚を上げて1分キープ。ひざがぐらつくとひざ痛を引き起こすので、手をついてから始め、ひざがぐらつかず安定したら、時々手を離します。ひざがぐらついたら手をつくこと。

1分キープ

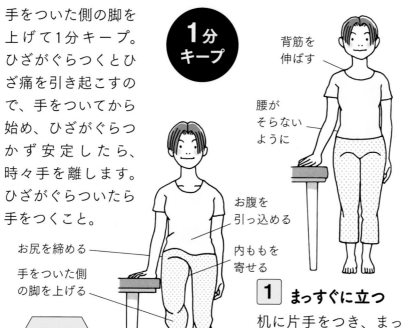

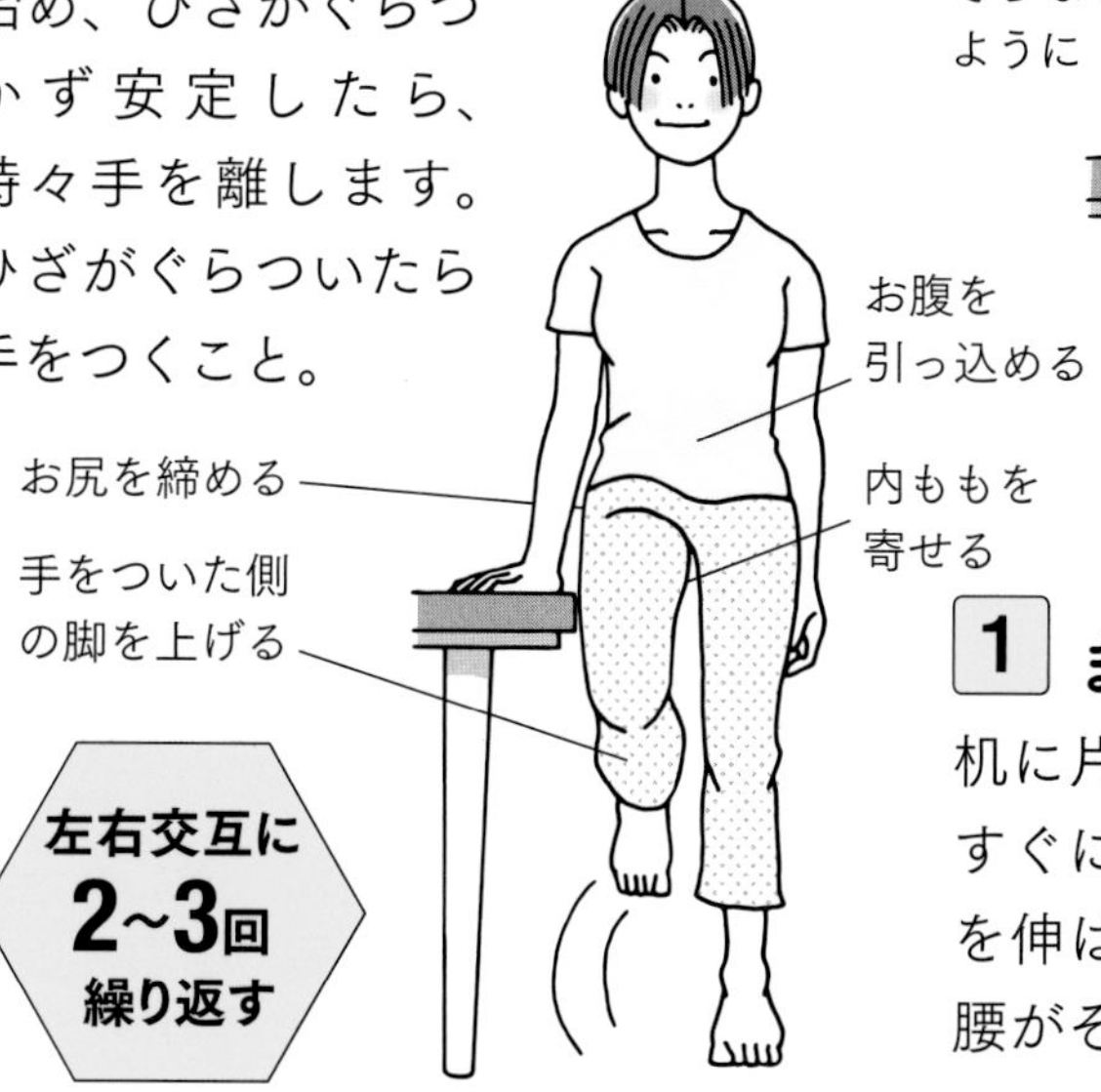
お腹を
引っ込める
お尻を締める
内ももを
寄せる
手をついた側
の脚を上げる

左右交互に 2~3回 繰り返す

もも上げ

ひざの曲げ伸ばしをして、股関節とひざ関節の動きをスムーズにしていきます。

左右交互に20回ずつ

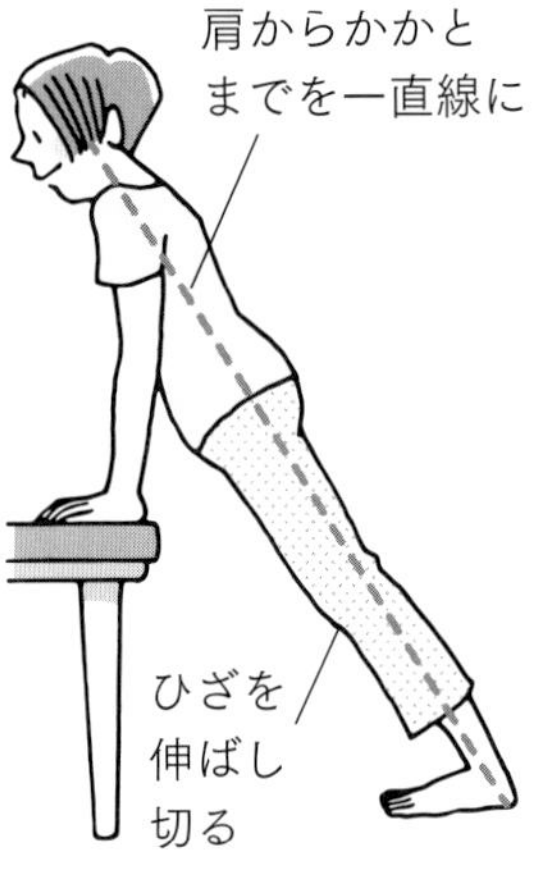

1 身体を一直線に

机に手をつき、身体全体を少し前に傾け、肩からかかとまでを一直線にします。

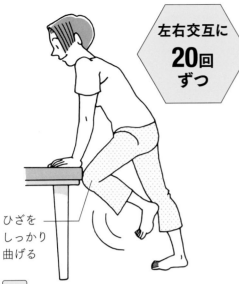

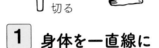

2 ひざを曲げて伸ばす

太ももをグッと引き上げ、股関節とひざをしっかり曲げ切ったら、ゆっくりと脚を下ろしてひざを伸ばし切ります。左右交互に20回ずつ。

深めのフロントランジ

13ページのチェックと同じ動きをより深く。下半身および上半身のバランス、体幹を鍛えるのに効果的です。

左右5回ずつ

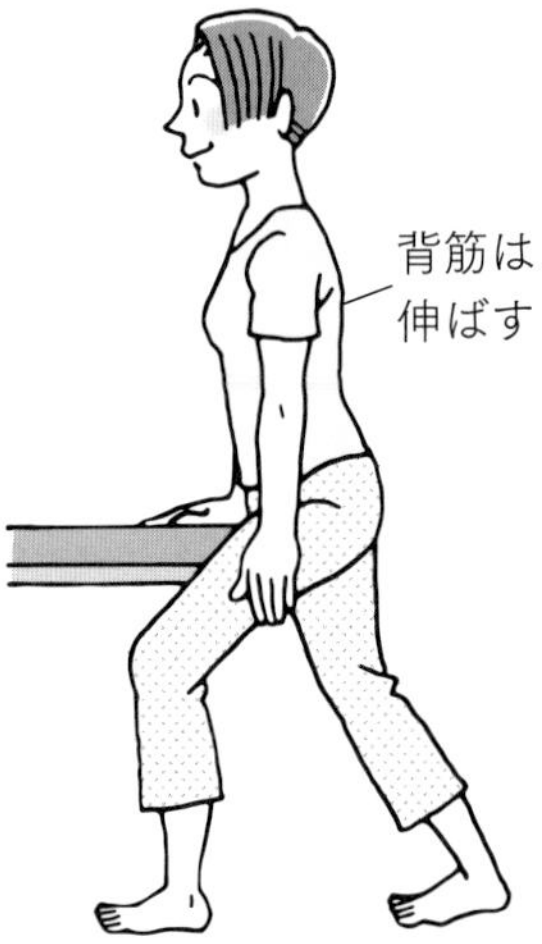

1 脚を前後に開いて立つ

机に片手をつき、脚を前後に開いて立ちます。一歩踏み出したとき、つま先とひざの向きが同方向でひざがぐらつかないように。

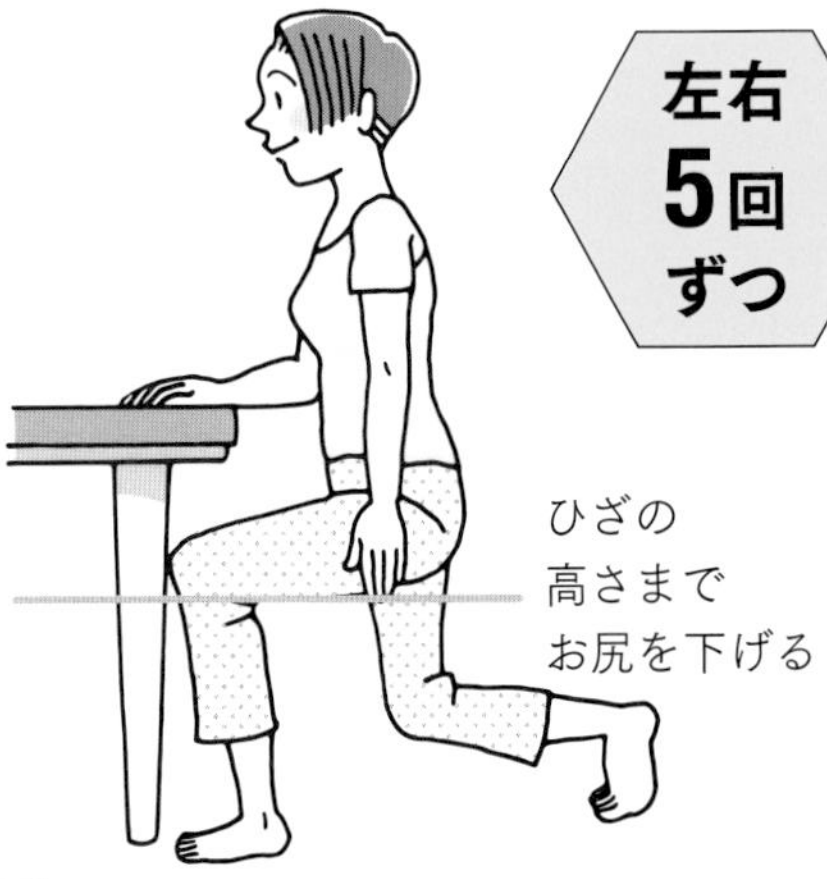

2 お尻を下げる

背筋を伸ばした状態で、前に出した脚のひざの高さまで、お尻をゆっくりと下げます。難しい場合はできる範囲にして、ゆっくりと元の位置に戻ります。左右5回ずつ繰り返します。

タオルを使った柔軟体操

ひざの可動域を広げる体操です。血流もよくなり、むくみの改善にも効果があります。

1 丸めたタオルを置く

脚を伸ばして座り、丸めたタオルをひざ関節の少し下に置きます。

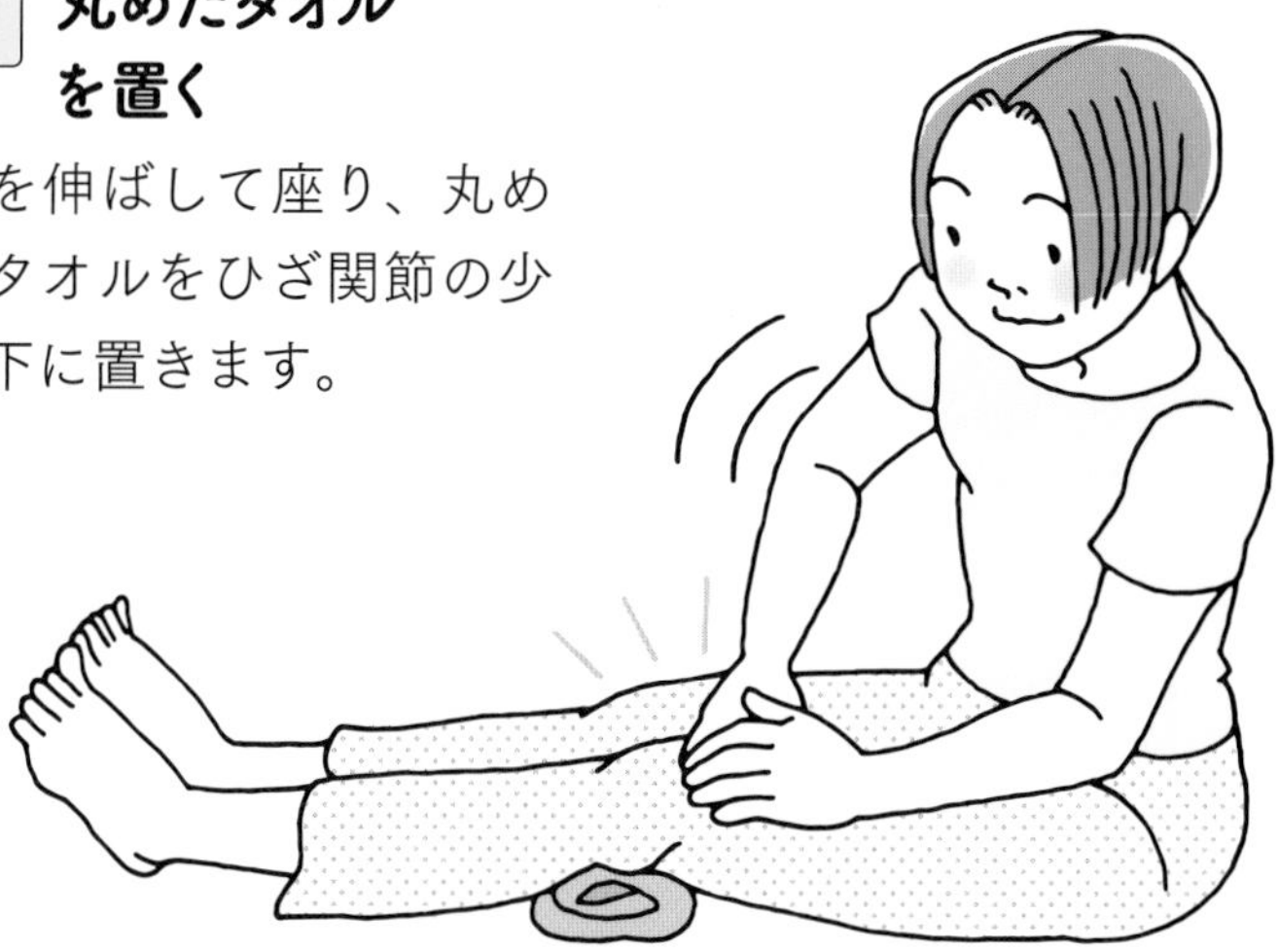

2 ひざ裏を伸ばす

脚の力でひざを伸ばし切り、さらに両手で片ひざの少し上をやさしくゆっくりと押し、ひざ裏をしっかり伸ばします。左右5回ずつ繰り返します。

左右5回ずつ

ひざの曲げ伸ばし

ひざをしっかりと曲げ切り、伸ばし切ることで、ひざ関節のこわばりをほぐしていきます。

1 仰向けに寝る

頭からかかとまで一直線になるように、仰向けに寝ます。

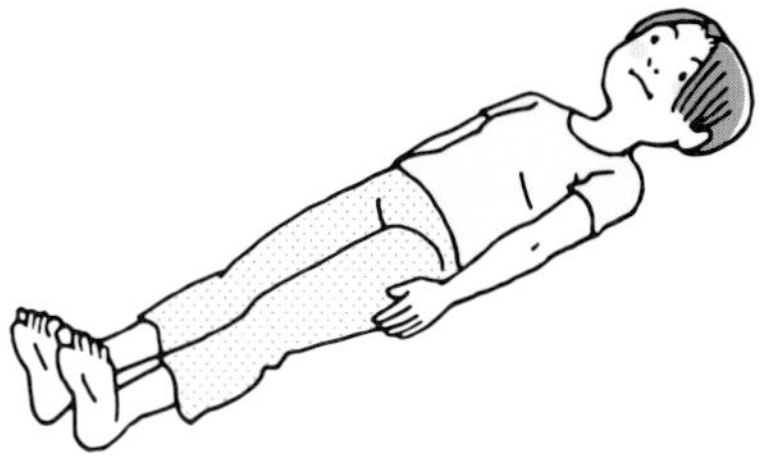

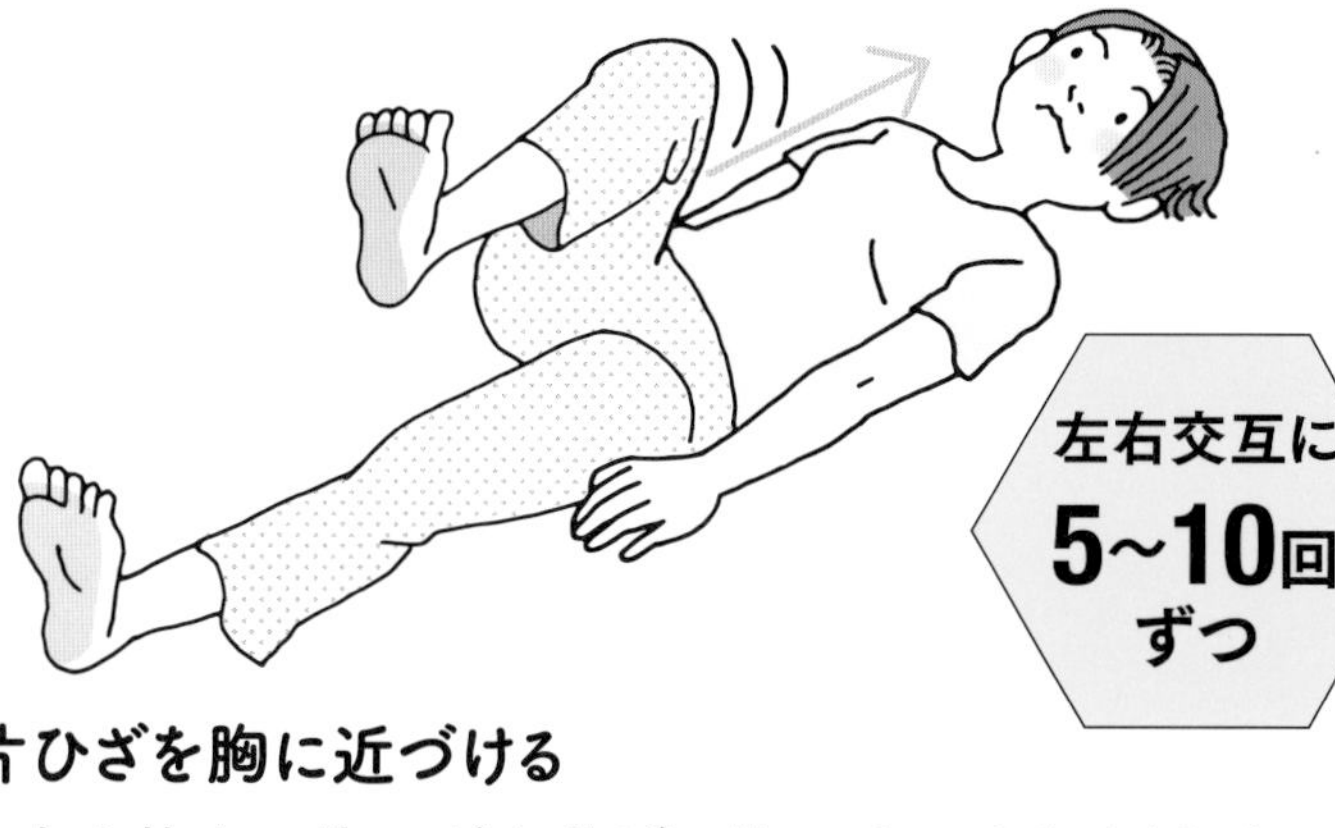

左右交互に5~10回ずつ

2 片ひざを胸に近づける

身体の力を抜き、片ひざを曲げ、胸にゆっくりと近づけて5秒数えます。伸ばしたほうのひざが浮かないように注意し、ゆっくりと戻します。左右交互に5～10回ずつ繰り返します。

痛くなりにくい立ち方

イスから立ち上がるときには、16・17ページのスクワットの立ち方をすれば、痛みを少なくできます。

背筋を伸ばして上半身を前傾させ、両手を太ももの付け根からひざへスライドさせながら、腰を浮かせて立ち上がります。前傾させるとお尻が軽い力で浮くため、ひざにかかる負荷が少なくなり、楽に立つことができます。

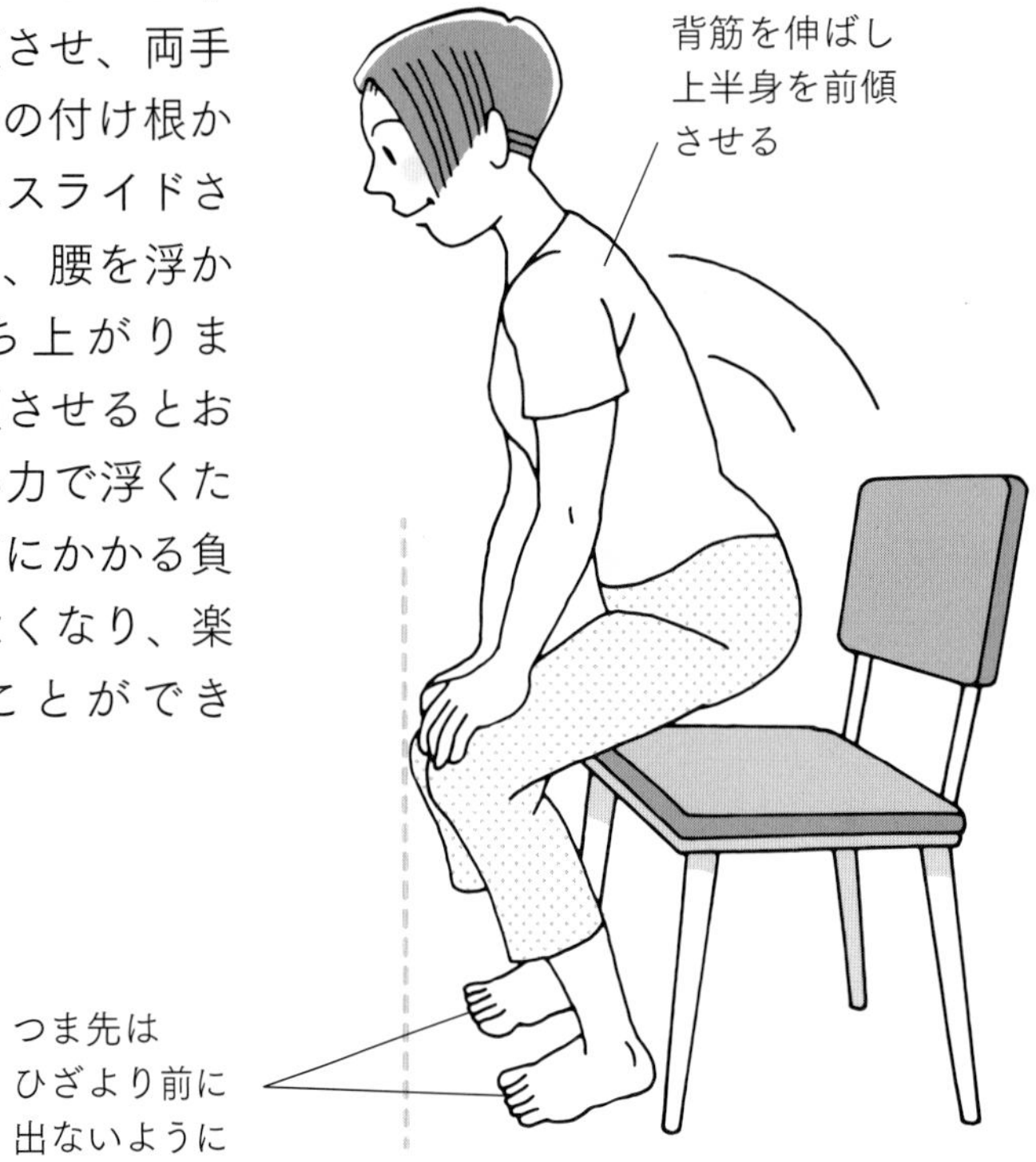
背筋を伸ばし
上半身を前傾
させる
つま先は
ひざより前に
出ないように

痛くなりにくい歩き方

少し姿勢を修正することで、歩くときのひざへの衝撃がやわらぎ、楽に歩けるようになります。

前を見て、胸を広げ、お腹を引っ込めて、重心を前方に移動させながら歩きます。踏み出した足が地面につく瞬間、ひざをほんの少し曲げ、足裏全体で接地してください。ひざに伝わるショックがやわらいで、歩きやすく感じられるはずです。

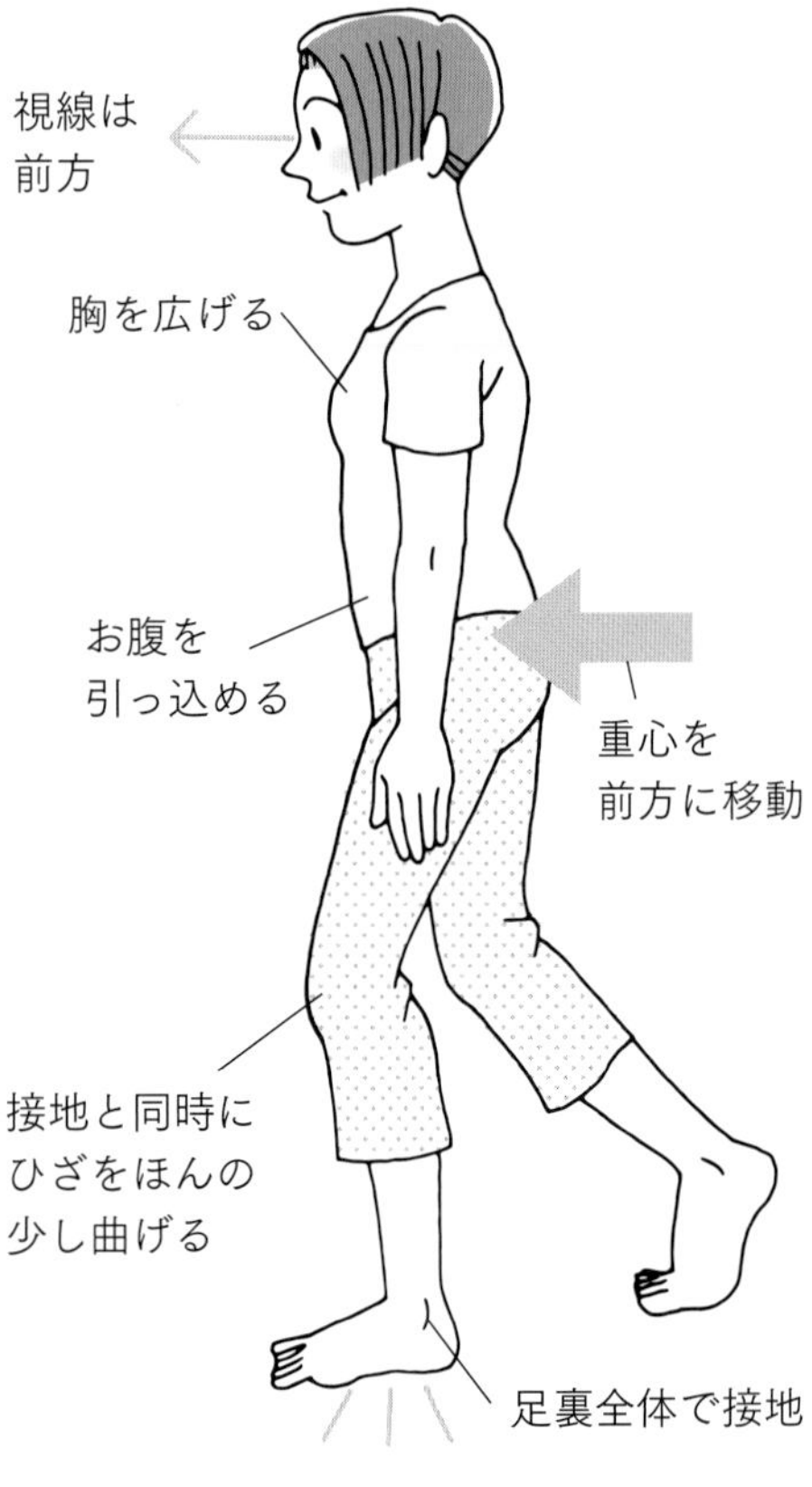
視線は
前方
胸を広げる
お腹を
引っ込める
重心を
前方に移動
接地と同時に
ひざをほんの
少し曲げる
足裏全体で接地

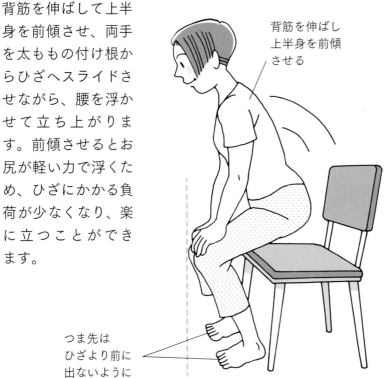

痛くなりにくい階段の上り下り

ひざが痛いとつらい階段も、ちょっとしたコツで上り下りがしやすくなります。

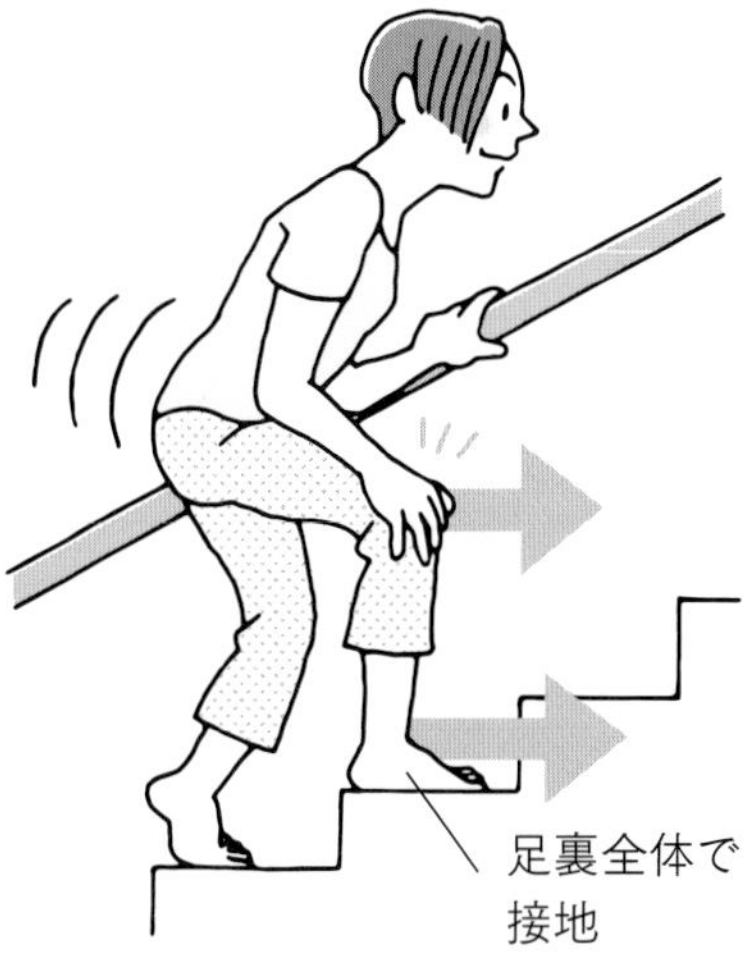
足裏全体で
接地

1 上り方

手すりをもち、ひざに手をあて、足裏全体で接地させるようにします。ひざとつま先の向きをそろえて、ゆっくりと上りましょう。

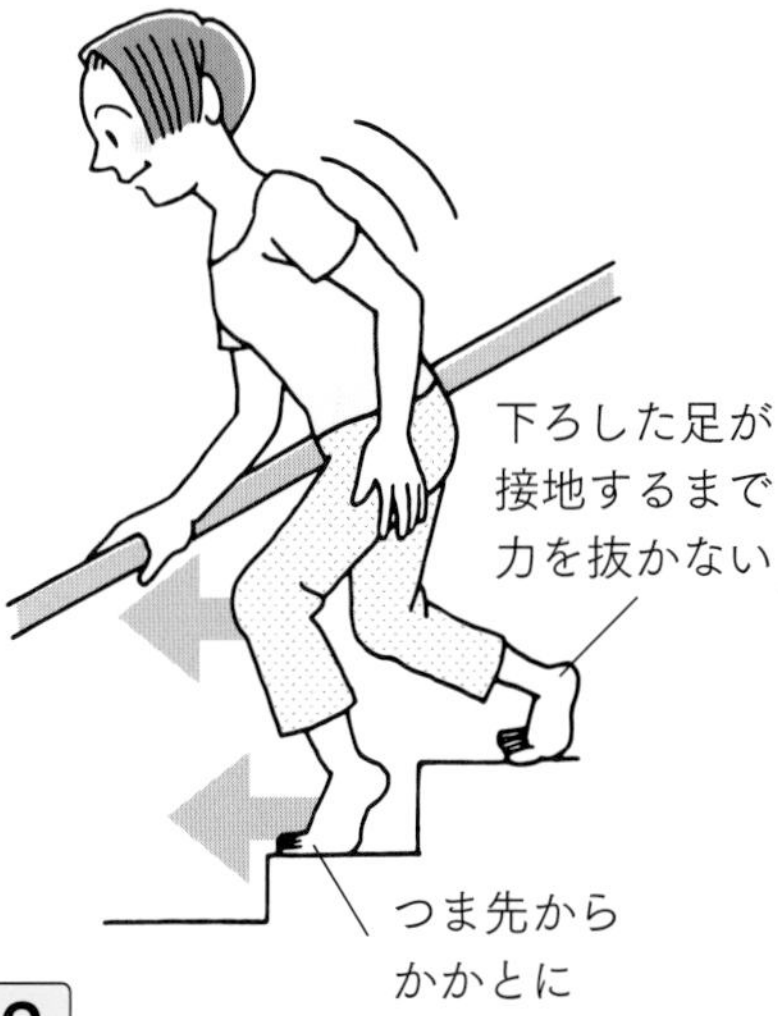
下ろした足が
接地するまで
力を抜かない
つま先から
かかとに

2 下り方

手すりをもち、下ろした足のつま先からかかとにかけて、ソフトに接地します。接地するまで、後ろの足の力を抜かないのがコツ。

痛くなりにくい座り方

ひざが痛いと、床や畳の上に座るのが難しくなりますが、少し気をつけることで負担を軽減できます。

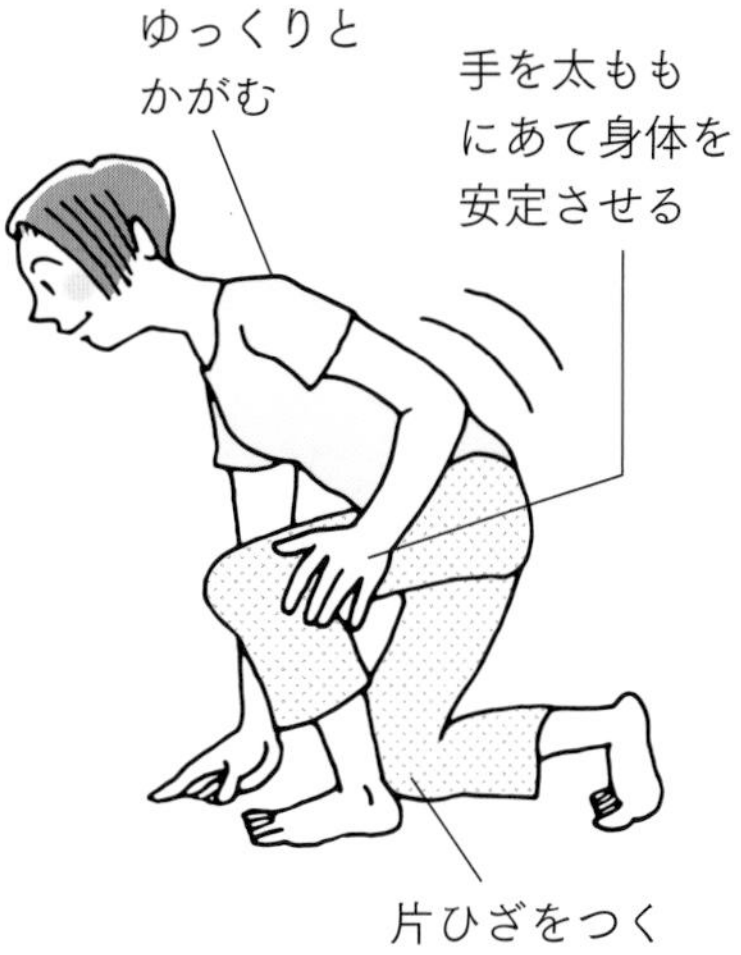
ゆっくりと
かがむ
手を太もも
にあて身体を
安定させる
片ひざをつく

1 かがむとき

手を太ももにあてて、身体を安定させながらゆっくりとかがみ、まず片ひざをついてから、腰を下ろします。

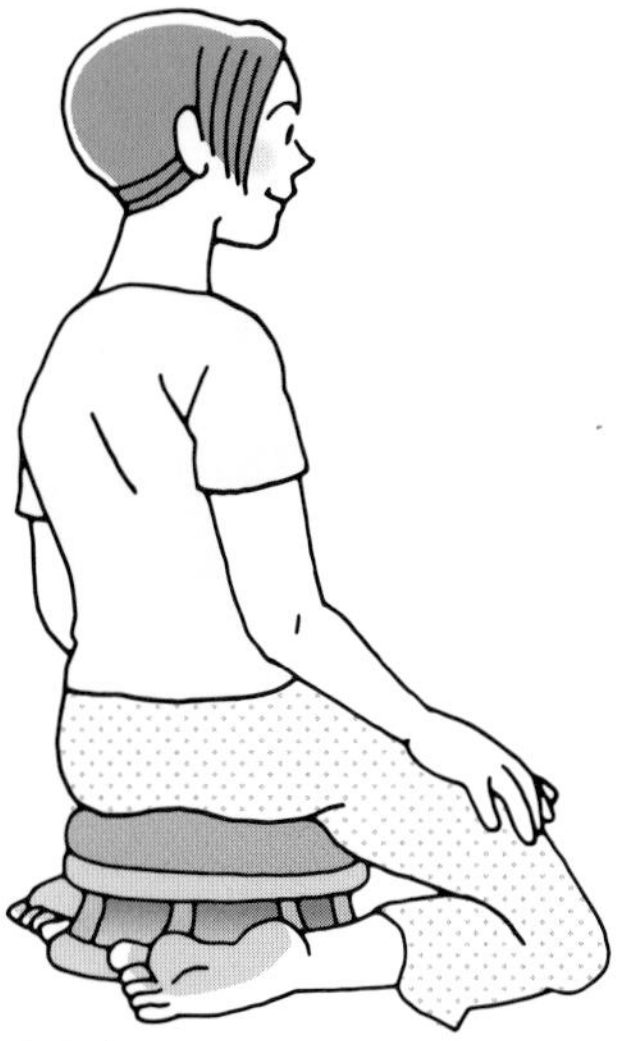

2 正座

正座をしなければいけないときには、正座イスや厚めの座布団などをお尻の下にはさんで、ひざの負担を軽減してください。

痛みを
引き起こす
原因箇所を
押す

福辻鋭記先生
（監修・市橋研一先生）の
「筋肉はがし」

ひざの痛みを治しにくい理由は？

1 ひざ・腰・肩などの慢性的な痛みは
場所を特定するのが難しい

2 痛みの原因は片寄った筋肉の使い方
痛みが痛みの連鎖を呼んでしまう

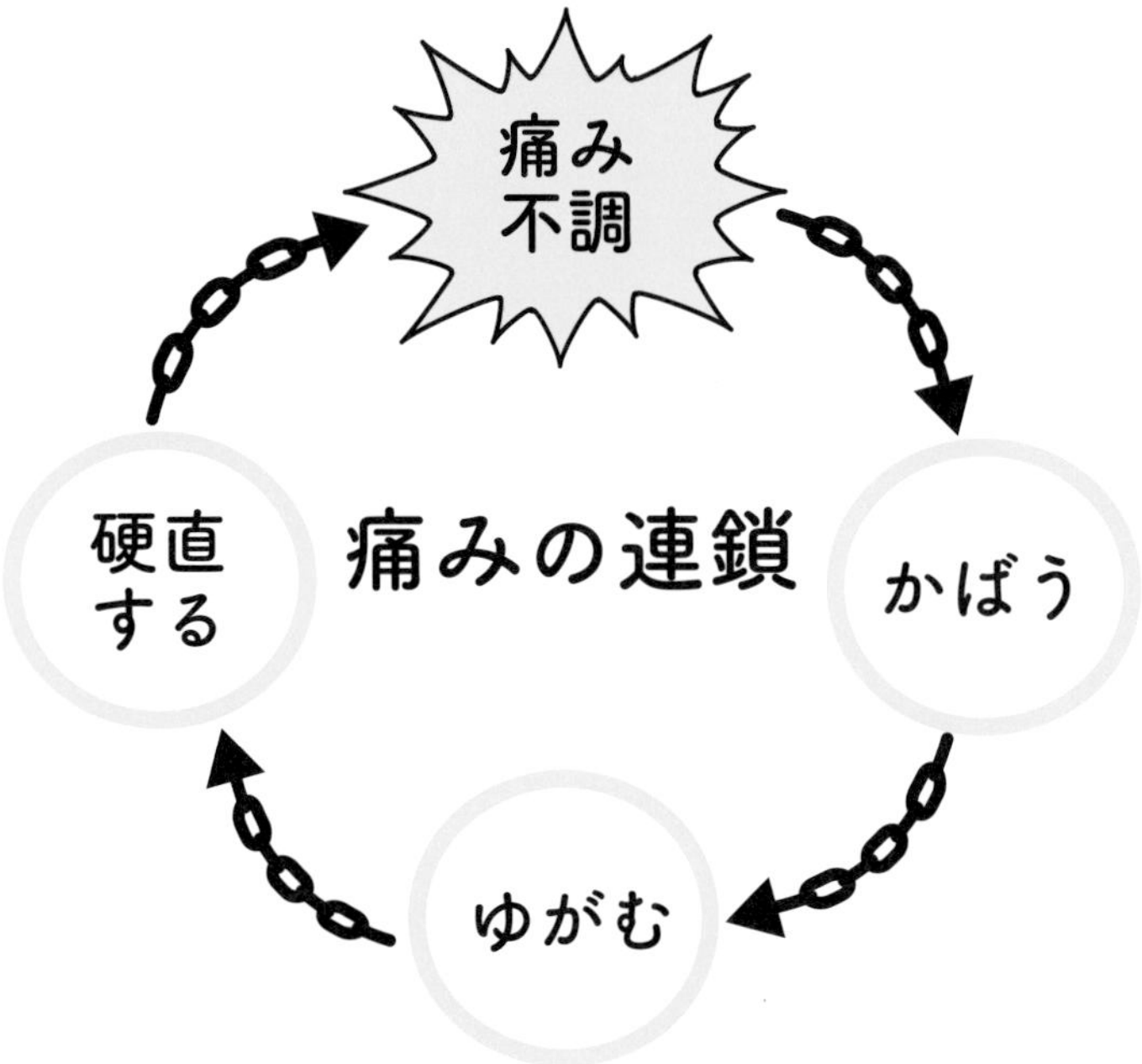

「ひざ痛」の箇所・程度・原因は人それぞれ。どの場所にどんな治療・施術をすればいいのかを特定するのは困難です。またどこかが痛むと、そこをかばって他の筋肉を無理に使うため、痛みが連鎖してしまいます。

「筋肉はがし」で筋繊維を整える

1　ツボ・鍼灸・トリガーポイントを応用

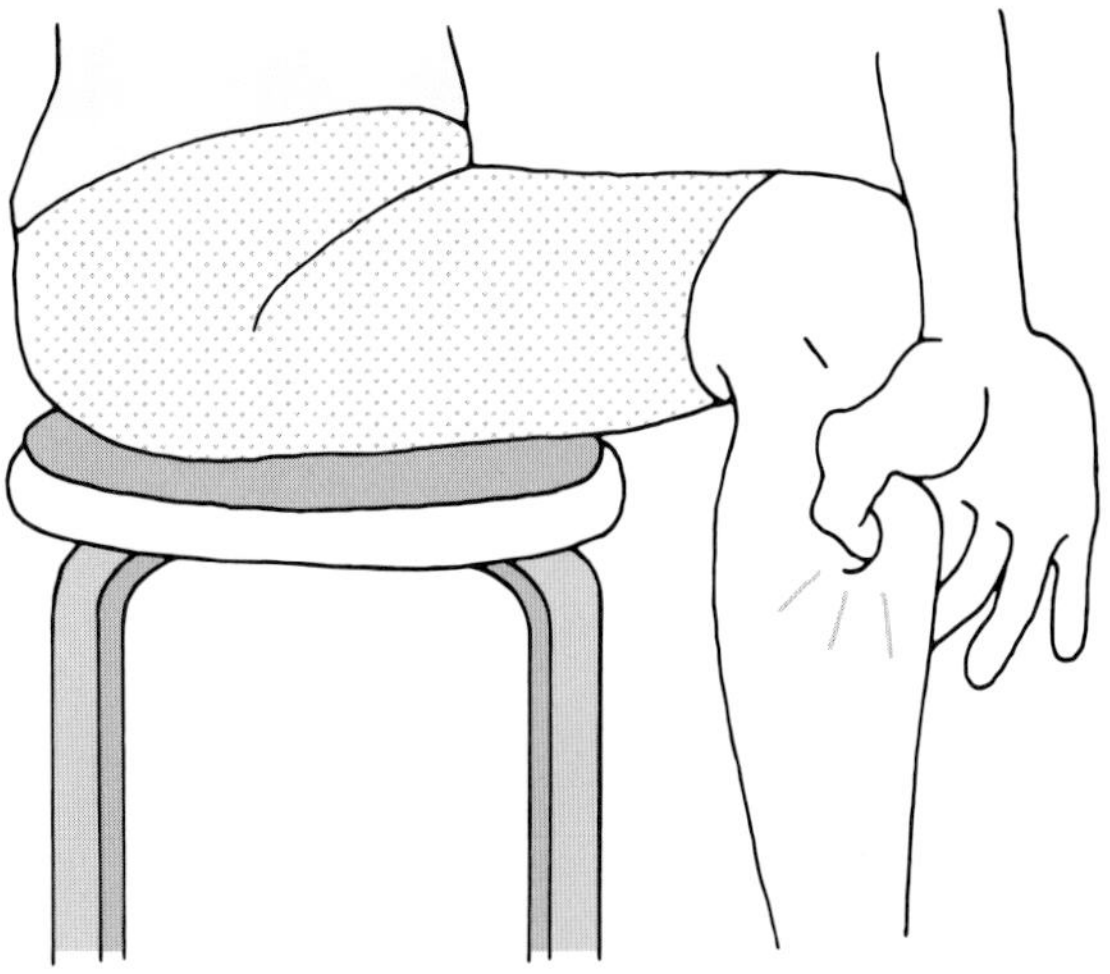

痛む箇所から離れたところにある痛みの原因箇所をトリガーポイントといいます。「筋肉はがし」とは、ツボ・鍼灸のノウハウに加え、トリガーポイントの方法論を導入し、ひざ痛を緩和していく手技の総称です。「筋肉はがし」でアプローチする身体の箇所を「タッチポイント」と呼んでいます。

2　体内の「流れ」を改善していく

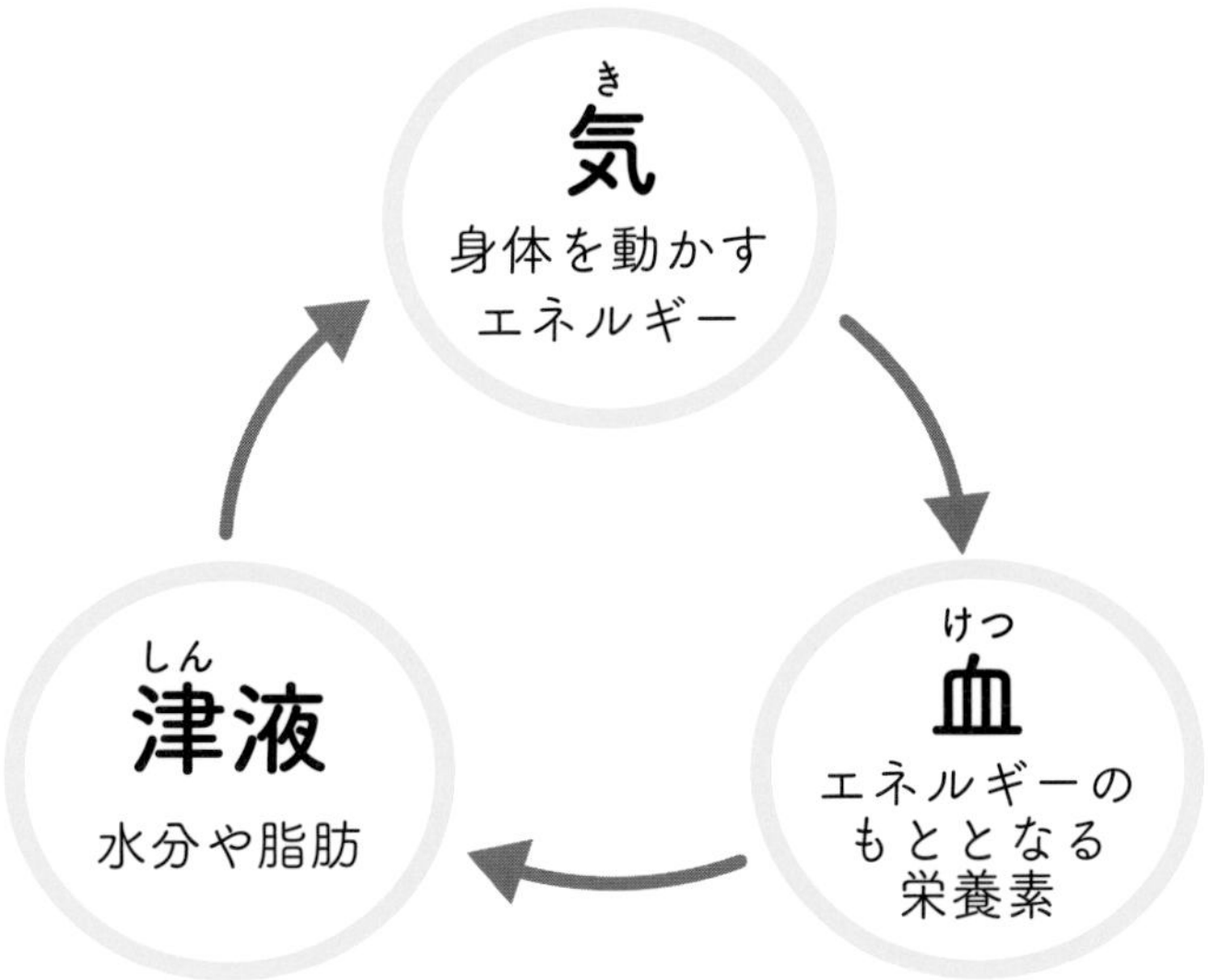

東洋医学では、人体には「気《き》（身体を動かすエネルギー）」「血《けつ》（エネルギーのもととなる栄養素）」「津《しん》液（水分や脂肪）」という3つの流れがあると考えます。この流れが滞《とどこお》って痛みやしびれ等が生じるのです。「筋肉はがし」を行うことで流れが促され、ひざや全身の状態を改善することが期待できます。

鎖骨の下

「筋肉はがし」は「気・血・津《しん》液」の流れを促すことからスタート。まず「兪《ゆ》府《ふ》」というツボを押します。

左右同時に
6~8回

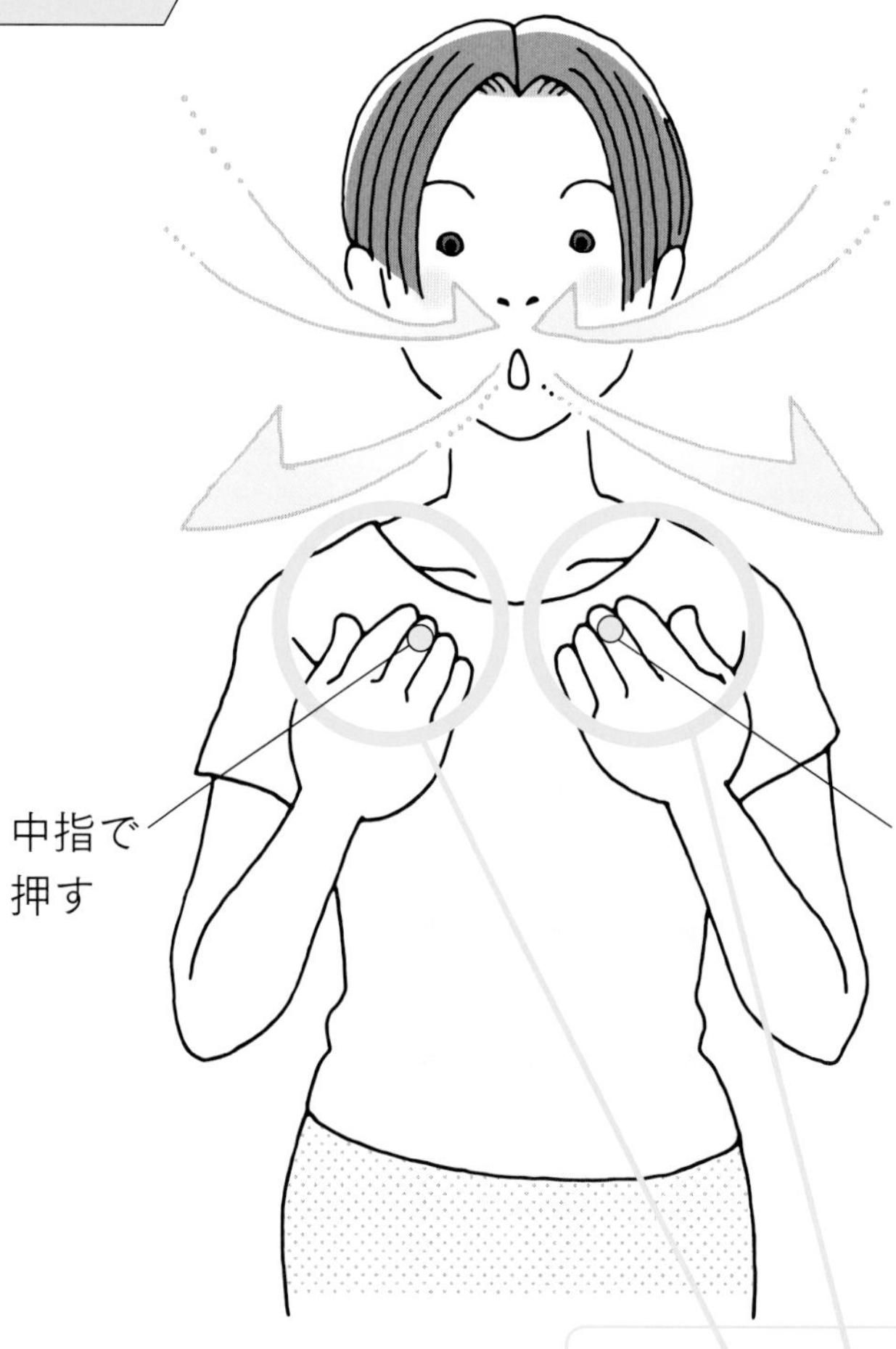

「兪《ゆ》府《ふ》」は腎に作用するツボといわれます。場所は、首の幅の延長線上で、鎖骨の隆起している部分のすぐ下。口から息をゆっくりと吐きながら中指で押し、鼻から吸うときに押す力をゆっくりゆるめます。左右同時に６～８回。

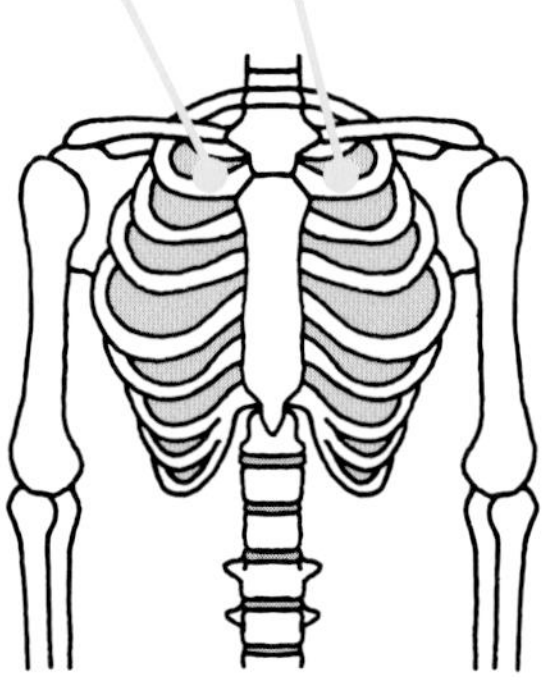

兪《ゆ》府《ふ》

アプローチするツボ

太ももの表側

ひざ頭から太ももにかけて痛い・歩くと痛い・ガクッとひざ折れする、といったときに押すポイントです。

3〜4秒
グーッと押して
パッとゆるめる

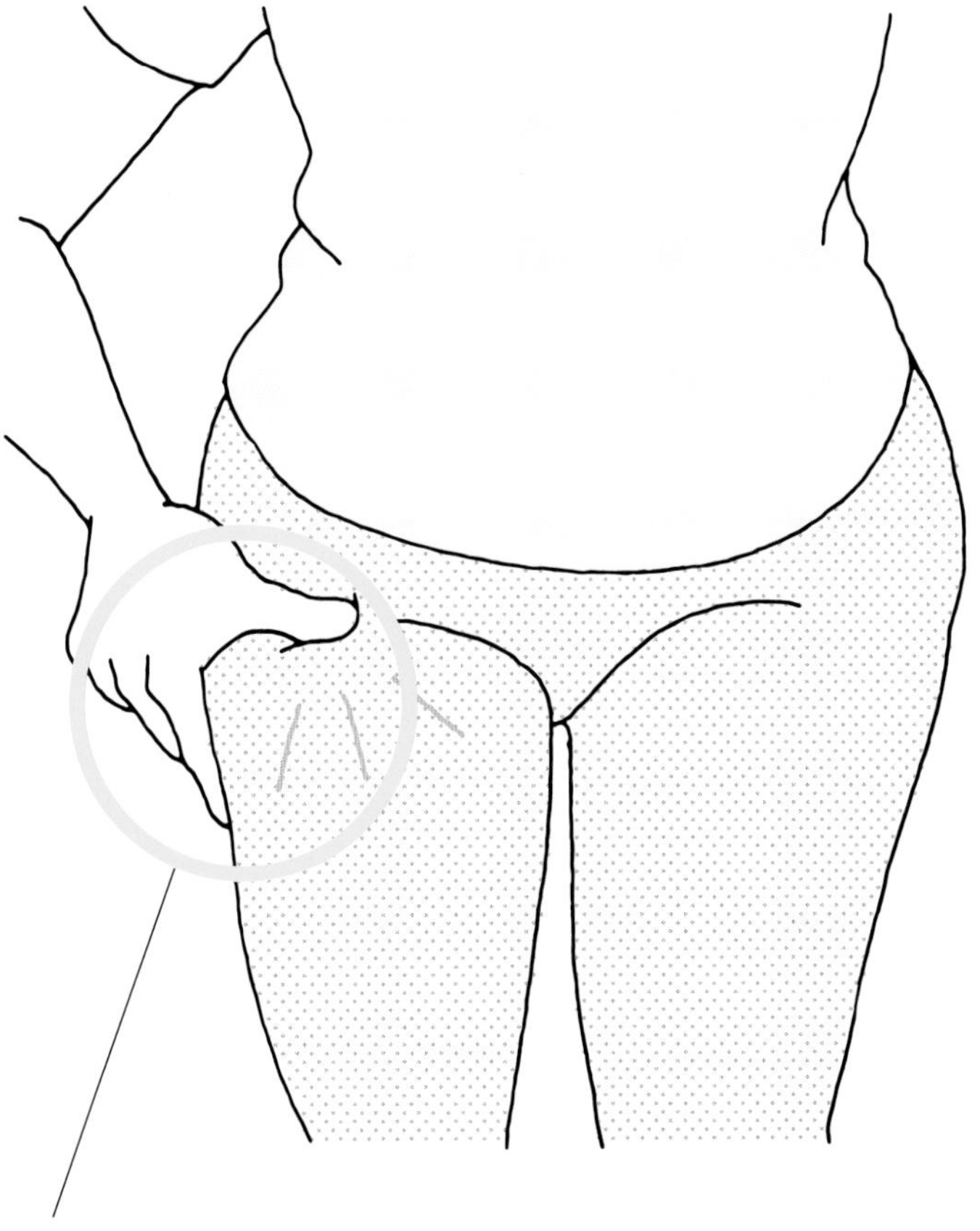

合計
15〜30秒

タッチポイントは、腰骨からひざに向かって指5本分下のあたり。ここその周辺を親指で押していきます。
3〜4秒グーッと押して、パッとゆるめるのがコツ。左右数回ずつ、合計15〜30秒程度。

太ももの内側①

股関節・太もも・ひざの内側が痛いとき、急に動いて股関節に痛みを感じたときなどに押すポイントです。

3〜4秒
グーッと押して
パッとゆるめる

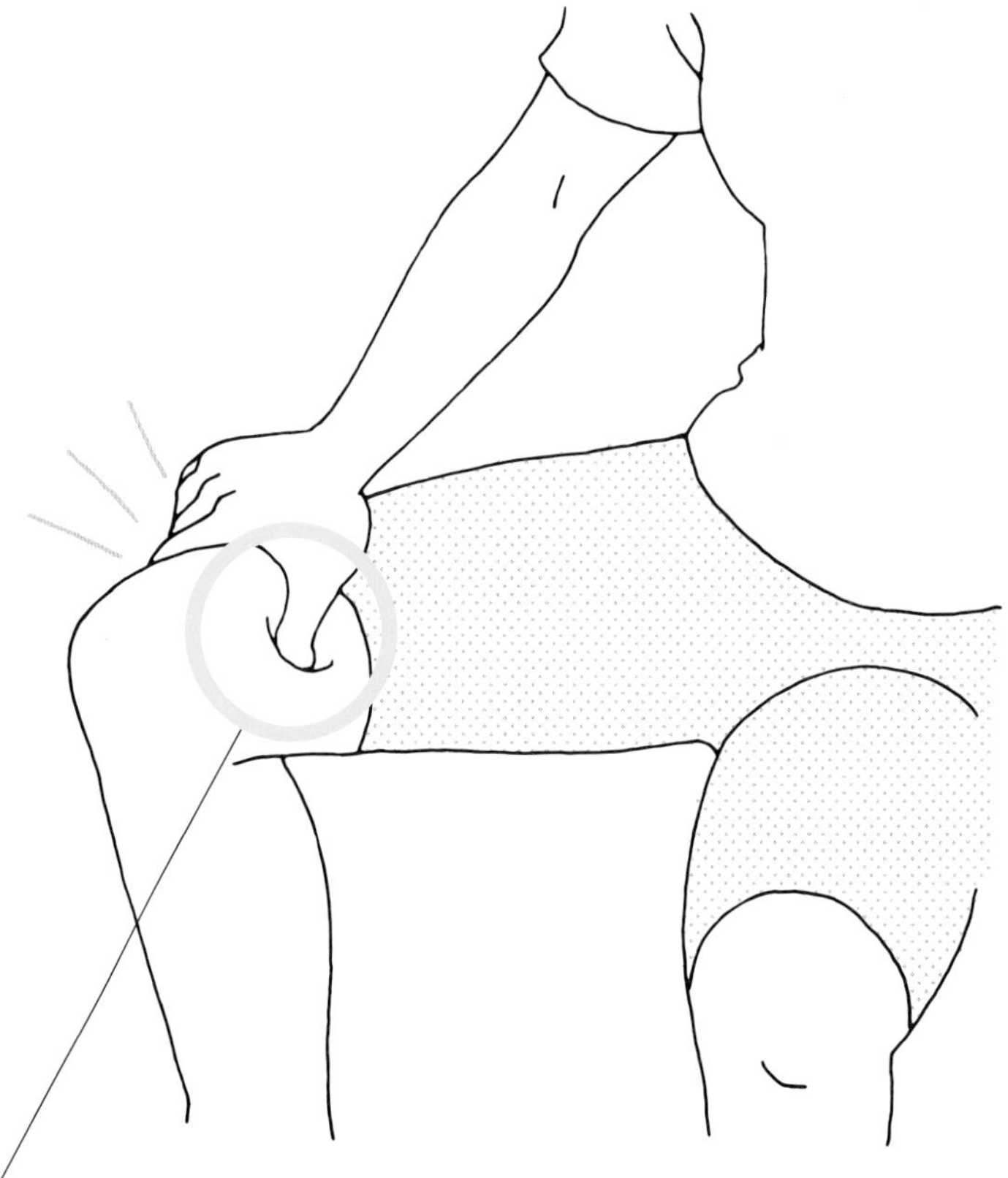

ひざの内側から
指3本分脚の
付け根寄りのところ

合計
15〜30秒

タッチポイントは、ひざの内側から指3本分脚の付け根に寄ったあたり。ここを親指で3〜4秒グーッと押して、パッとゆるめるのを繰り返します。左右数回ずつ、合計15〜30秒程度。

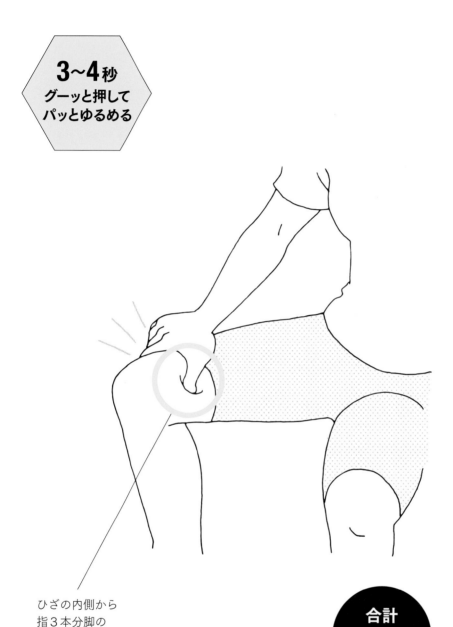

郵便はがき

料金受取人払郵便

京都中央局
承認

5819

差出有効期間
2025年3月15日
まで

（切手は不要です）

601-8790

205

京都市南区西九条
北ノ内町十一

PHP研究所
暮らしデザイン普及部
お客様アンケート係 行

1060

ご住所 □□□-□□□□ TEL：		
お名前		ご年齢 歳
メールアドレス	@	

今後、PHPから各種ご案内やアンケートのお願いをお送りしてもよろしいでしょうか？ □NO
チェック無しの方はご了解頂いたと判断させて頂きます。あしからずご了承ください。

＜個人情報の取り扱いについて＞
ご記入頂いたアンケートは、商品の企画や各種ご案内に利用し、その目的以外の利用はいたしません。なお、頂いたご意見はパンフレット等に無記名にて掲載させて頂く場合もあります。この件のお問い合わせにつきましては下記までご連絡ください。（PHP研究所　暮らしデザイン普及部　TEL.075-681-8554　FAX.050-3606-4468）

PHPアンケートカード

PHP の商品をお求めいただきありがとうございます。
あなたの感想をぜひお聞かせください。

お買い上げいただいた本の題名は何ですか。

どこで購入されましたか。

ご購入された理由を教えてください。（複数回答可）

1　テーマ・内容　2　題名　3　作者　4　おすすめされた　5　表紙のデザイン
6　その他（　　　　　　　　　　　　　　　　　　　　）

ご購入いただいていかがでしたか。

1　とてもよかった　2　よかった　3　ふつう　4　よくなかった　5　残念だった

ご感想などをご自由にお書きください。

あなたが今、欲しいと思う本のテーマや題名を教えてください。

太ももの内側②

太ももの内側が痛いとき、鼠《そ》蹊《けい》部《ぶ》（脚の付け根）にハリがあるときなどに押すポイントです。

3～4秒
グーッと押して
パッとゆるめる

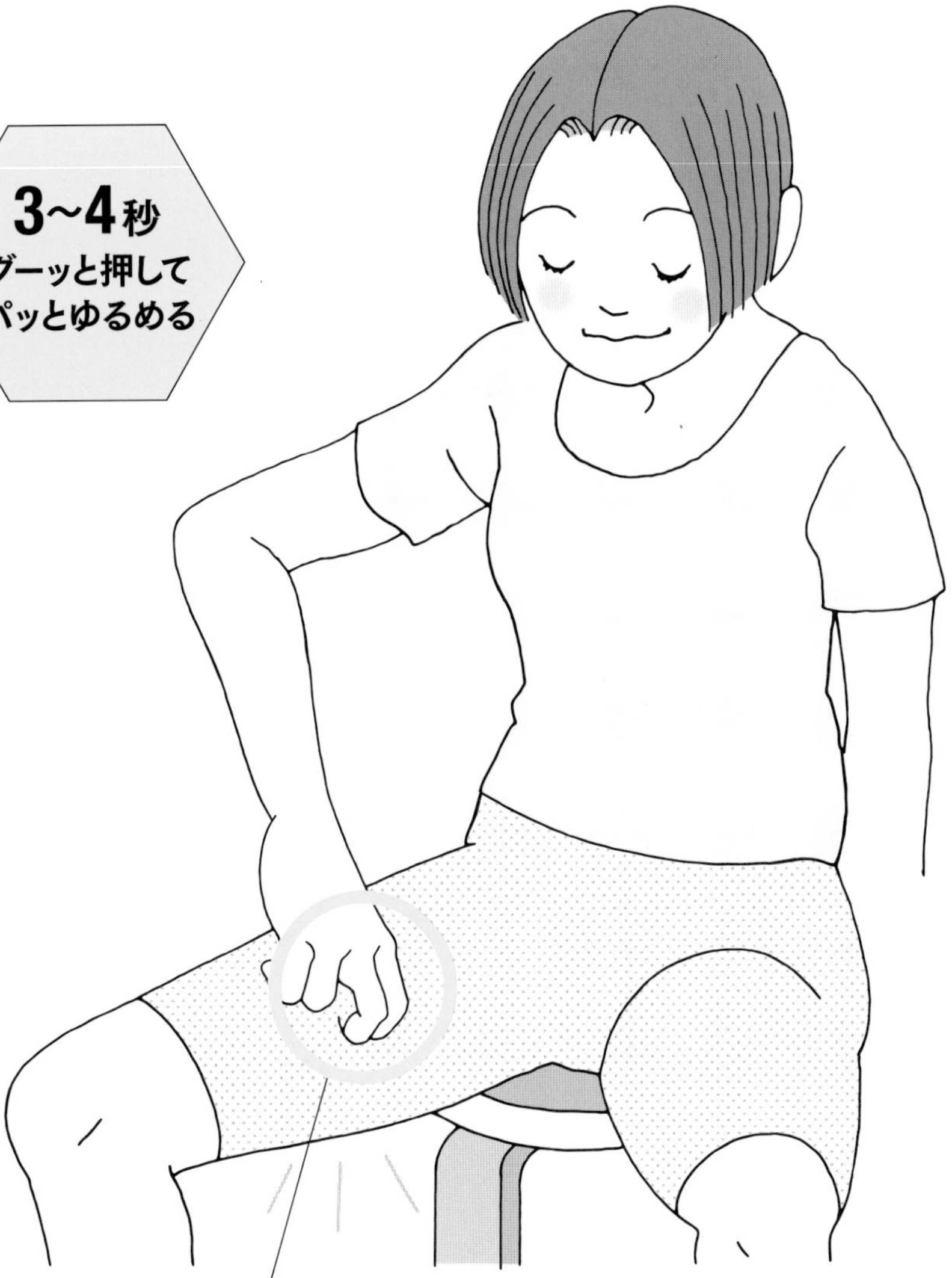

太ももの内側の恥骨と
ひざの中間よりもやや恥骨側

合計
15～30秒

タッチポイントは、太ももの内側の恥骨とひざの中間よりもやや恥骨側のあたり。ここから大腿骨に向けて、人差し指と中指の2本で押します。3～4秒グーッと押して、パッとゆるめるのを左右数回ずつ。合計15～30秒程度。

ひざの裏側①

坂道や階段を下りるとき、立ったり座ったりするとき、歩くときにひざが痛む場合に押すポイントです。

3~4秒
グーッと押して
パッとゆるめる

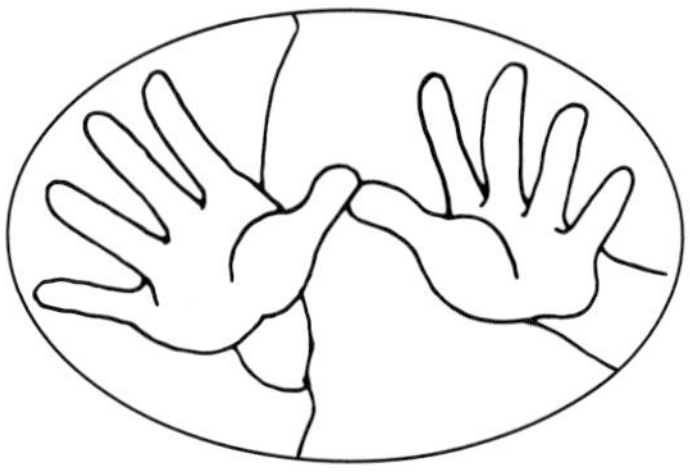

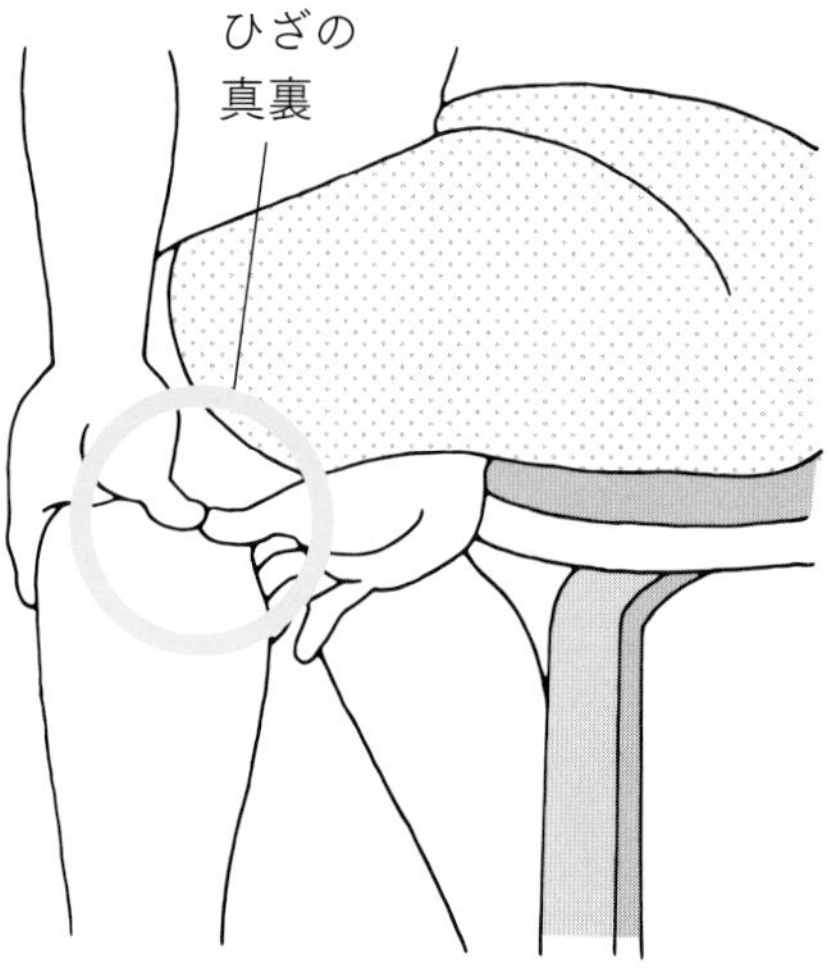

タッチポイントはひざの真裏です。ここを両手の親指で押します。３～４秒グーッと押して、パッとゆるめるのを左右数回ずつ。合計15～30秒程度。タッチポイントが深い部分にあることを意識して押すのがコツです。

合計
15~30秒

ひざの裏側②

慢性的にひざが痛む、ひざが完全に伸びない、ひざにこわばり感があるときに押すポイントです。

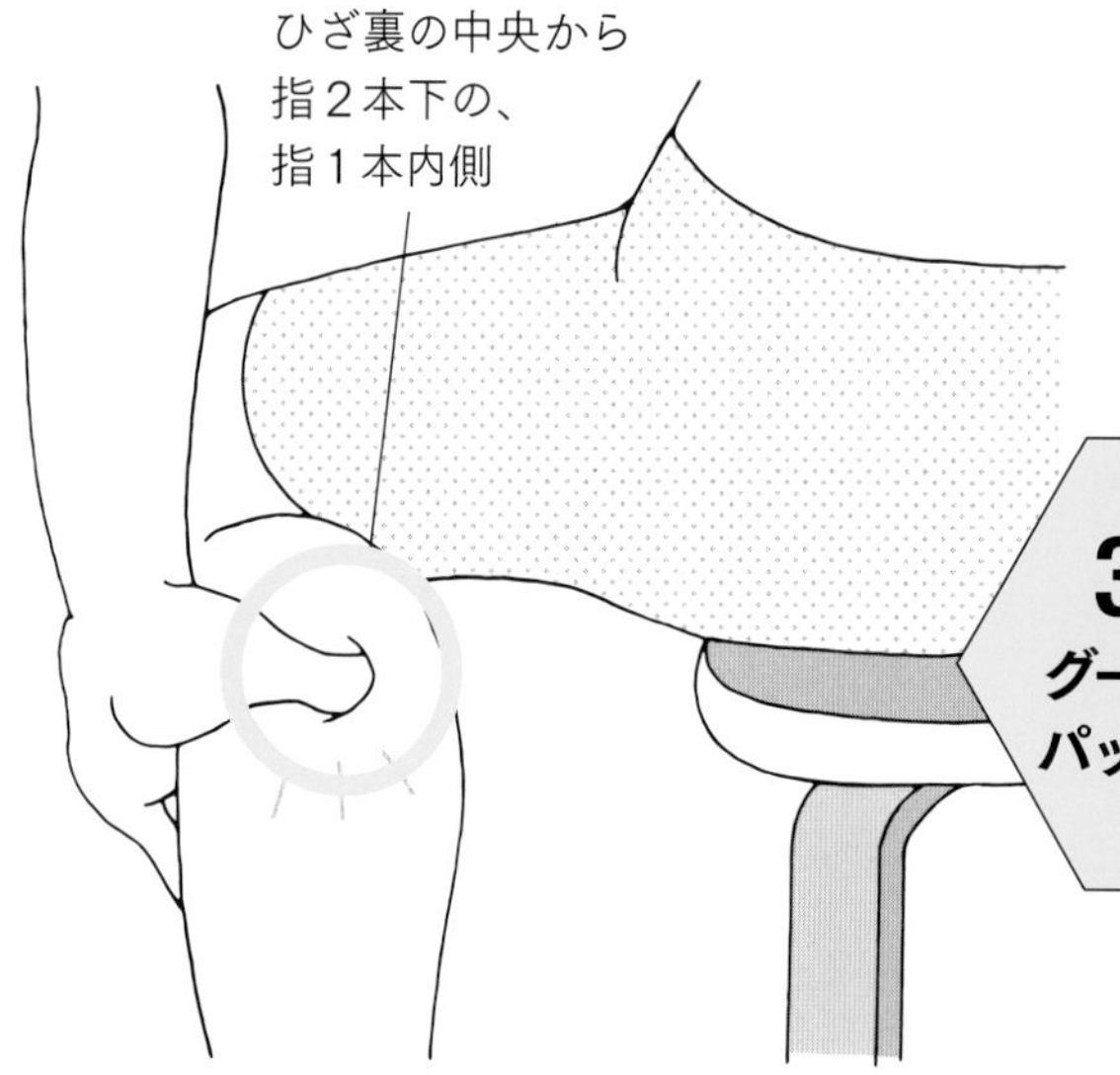

3~4秒
グーッと押して
パッとゆるめる

タッチポイントは、ひざ裏の中央から指2本分下の、指1本分内側のあたりです。ここを親指で３～４秒グーッと押して、パッとゆるめるのを左右数回ずつ。合計15～30秒程度。タッチポイントが深い部分にあることを意識。

合計
15~30秒

ふくらはぎ上部

ひざの裏側やふくらはぎが痛む、こむら返りがよく起きる、歩行時に痛みがあるときに押すポイントです。

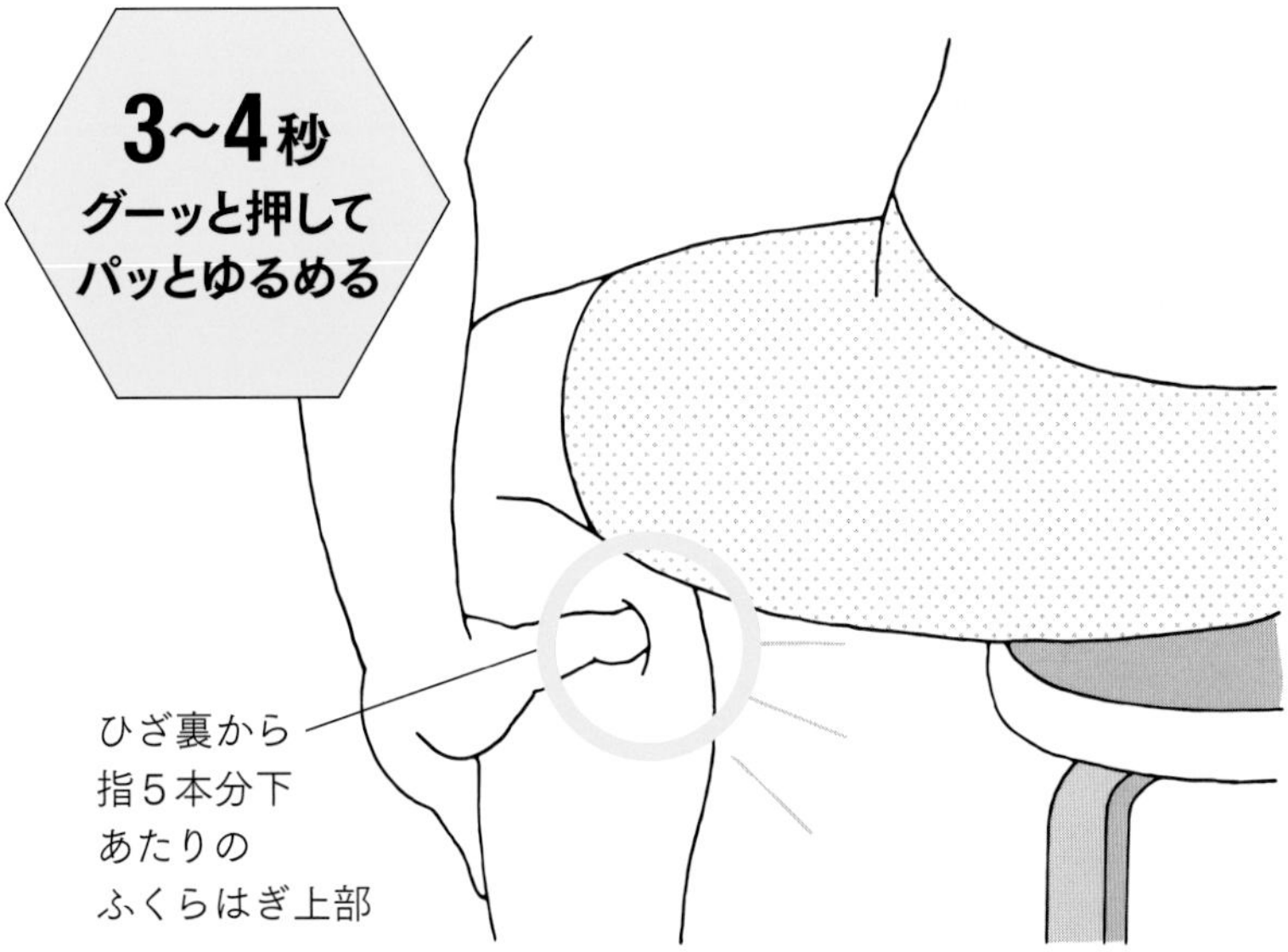

合計
15~30秒

タッチポイントは、ひざ裏から指5本分下あたりのふくらはぎ上部。ここを親指で3～4秒グーッと押して、パッとゆるめるのを左右数回ずつ。合計15～30秒程度。ひざを伸ばした状態で押すのも効果的です。

ふくらはぎの横

ふくらはぎ・かかと・ひざ裏が痛む、坂や階段を上る際ふくらはぎ深部が痛むときに押すポイントです。

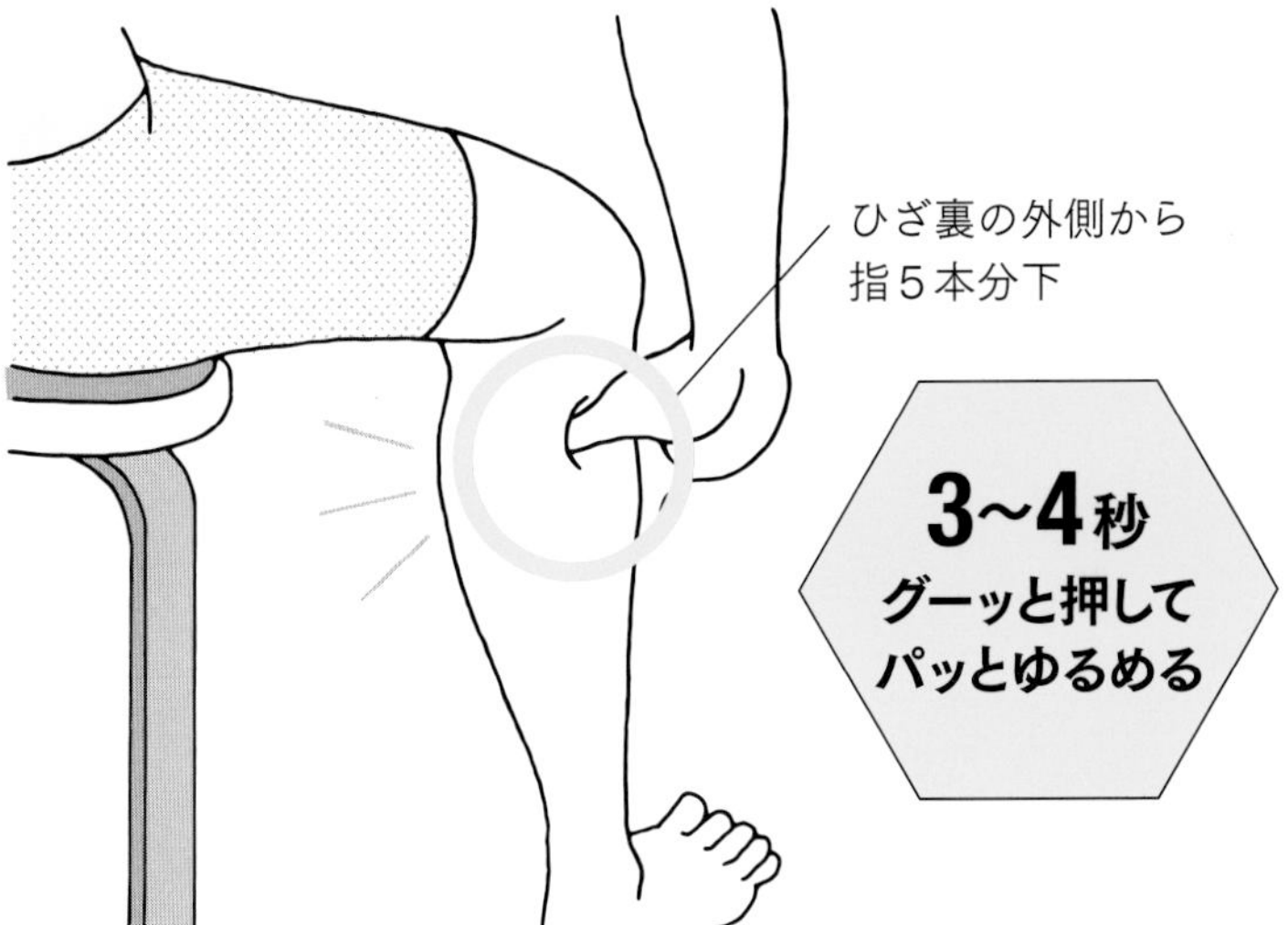

合計
15~30秒

タッチポイントは、ひざ裏の外側から指5本分下あたり。ここを親指で3～4秒グーッと押して、パッとゆるめるのを左右数回ずつ。合計15～30秒程度。ふくらはぎの深部にあるヒラメ筋を、骨のきわから押すイメージ。

仙骨メンテナンス

姿勢の悪さもひざ痛に影響します。仙骨のメンテナンスをして、身体全体のバランスを整えていきます。

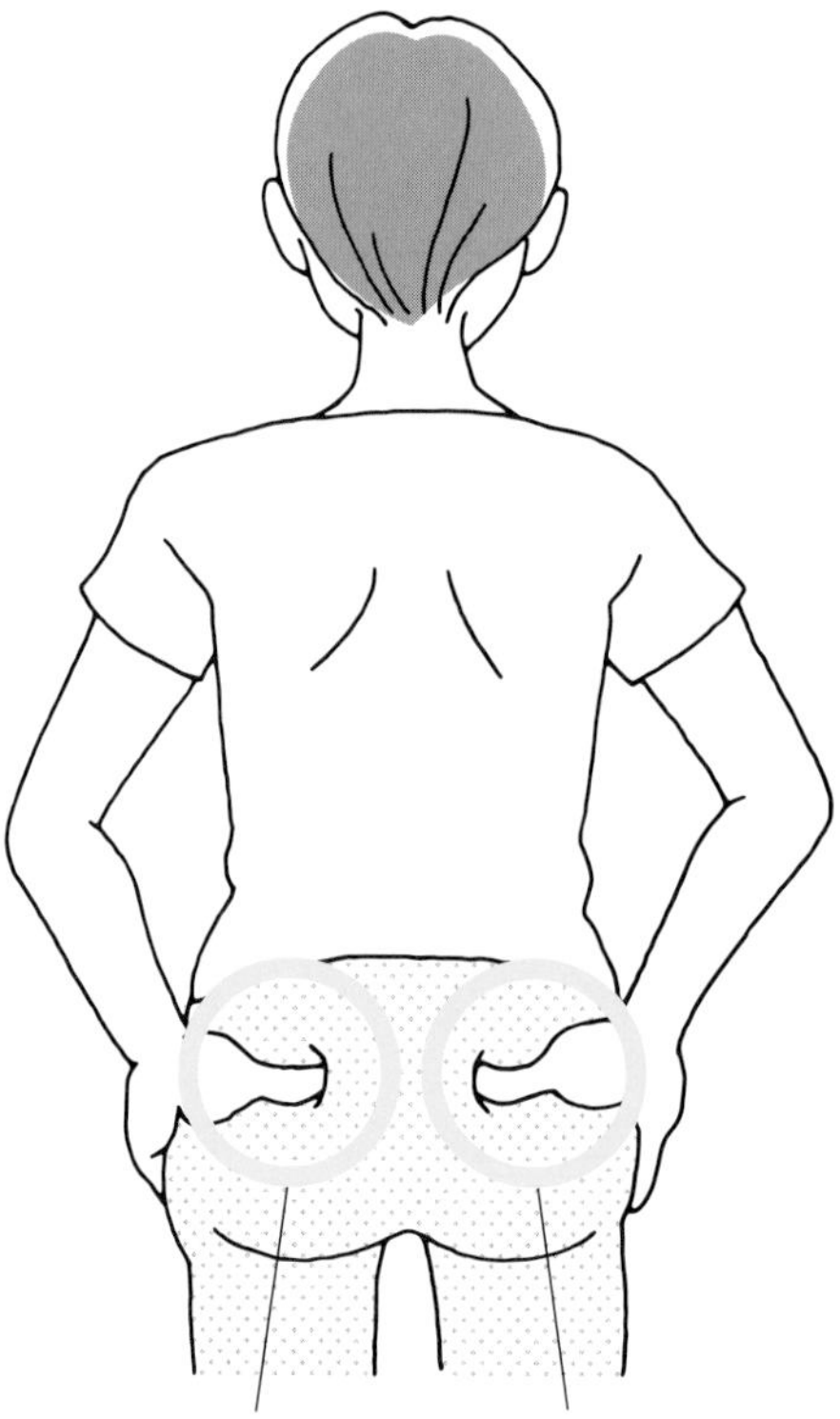

タッチポイントは、骨盤のいちばん高い部分から指5本分下にたどり、背骨の中心から指2本ずつ外側のあたり。口で息を吐きながら少し強めに親指で押し、鼻から息を吸いながらゆっくりゆるめます。左右同時に6～8回。

左右同時に 6~8回

坐骨メンテナンス

骨盤下部の坐骨が広がると、O脚など姿勢が悪化してひざ痛を招くので、整えておくことが大切です。

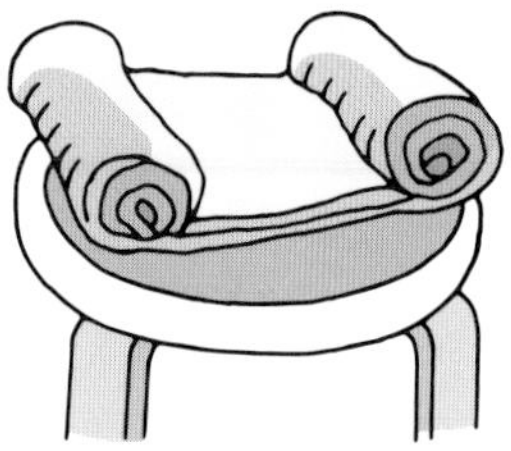

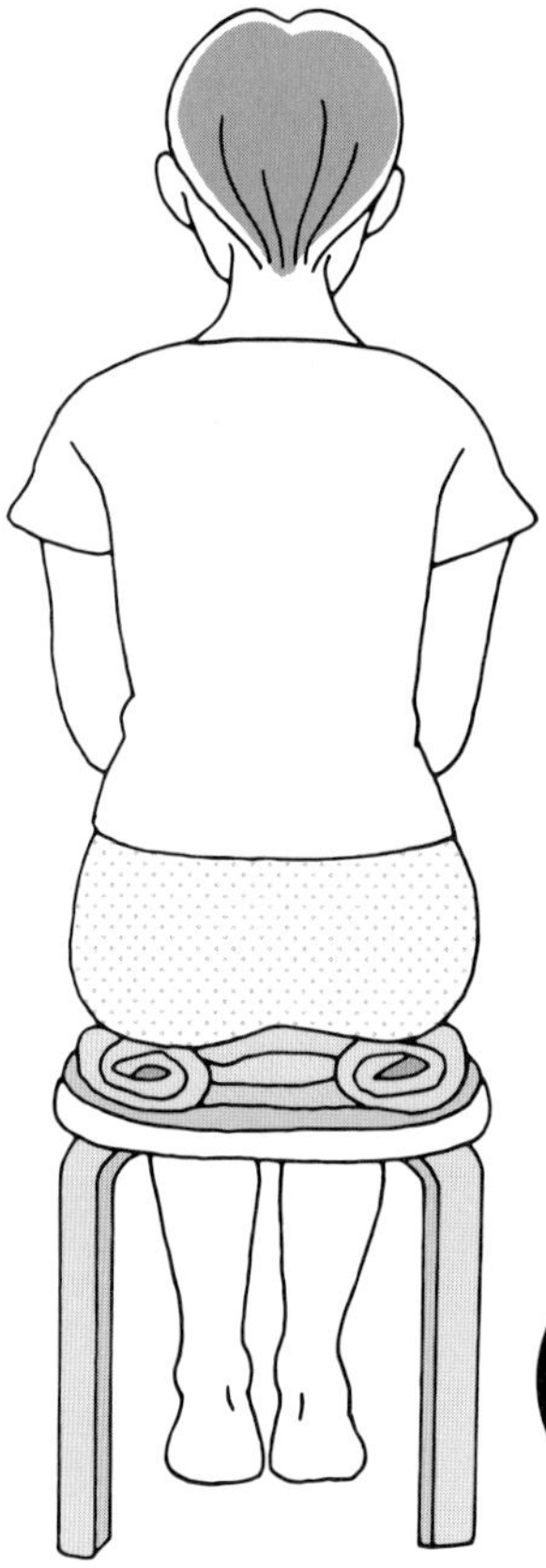

バスタオルを縦半分に折り、両端から左右対称に丸めて中央に平らな部分を残してイスにのせ、その上に腰かけます。3～5分座り続けることで、坐骨が内側に締め寄せられていきます。床の上にタオルを置いて座ってもかまいません。

3~5分

骨盤メンテナンス

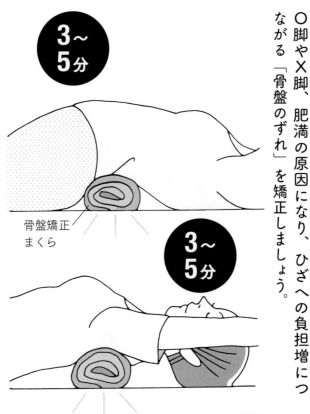

O脚やX脚、肥満の原因になり、ひざへの負担増につながる「骨盤のずれ」を矯正しましょう。

1 骨盤を締める

2枚重ねたバスタオルを丸めて骨盤矯正まくらをつくり、へその真下に置いて仰向けになります。両腕を上げて3～5分寝転びます。

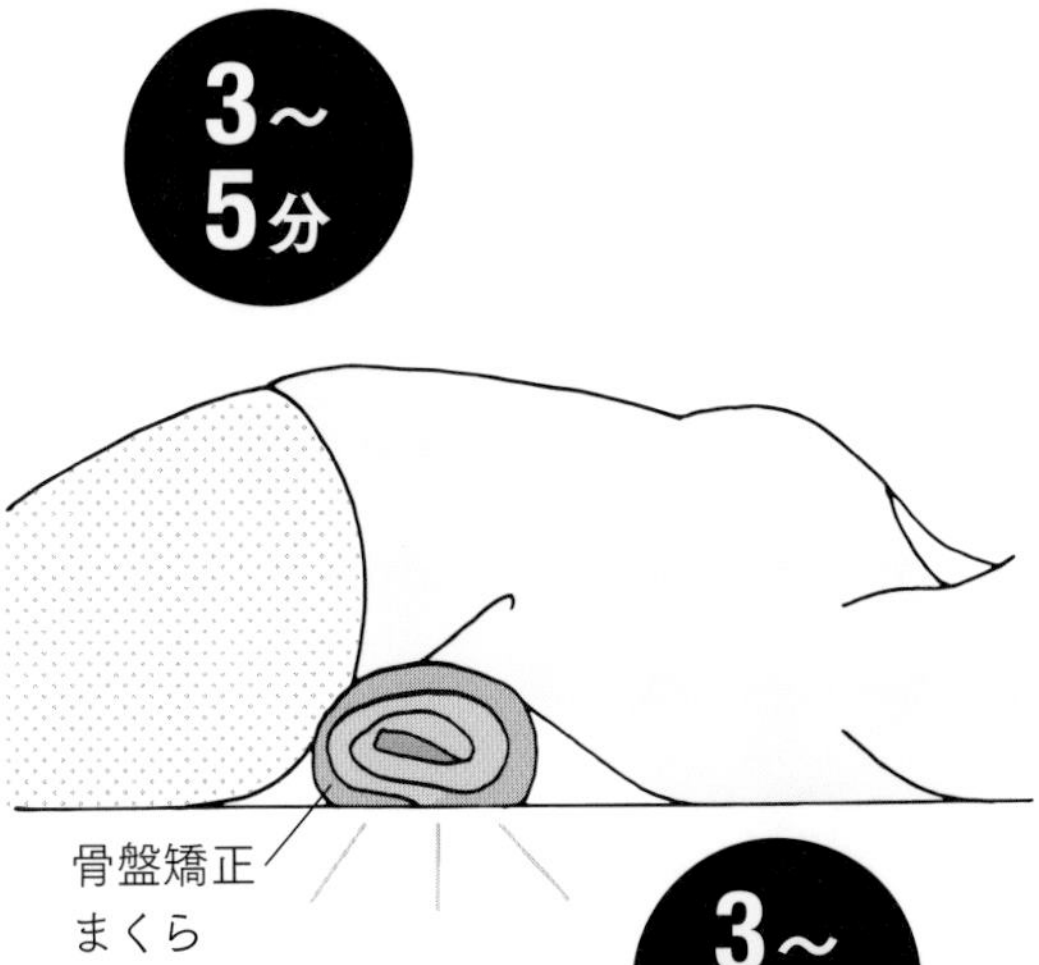

2 背筋を伸ばす

骨盤矯正まくらの中心位置を胸の裏側に置き、両腕を上げ、3～5分背中をストレッチします。姿勢の改善にも効果的。

3 両ひざを抱える

仰向けに寝て、両手で両ひざを抱え、かかとを突き出すようにします。腰が浮かないように、仙骨に意識を集中して5～10秒キープ。

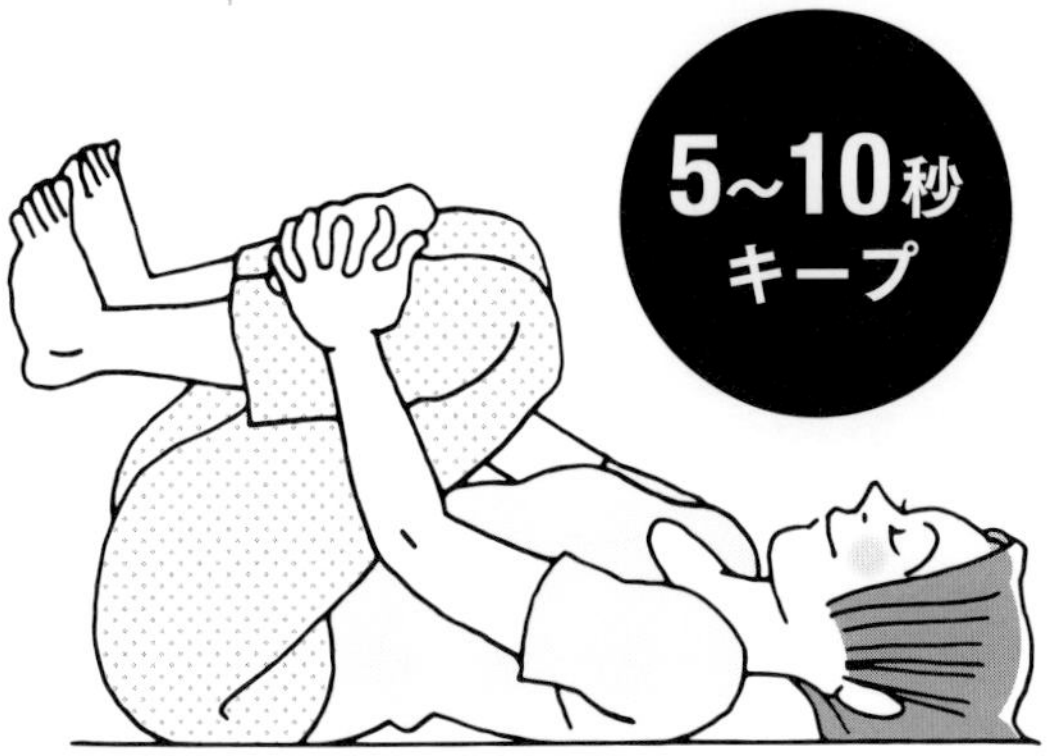

4 両ひざを立てて開く

仰向けに寝て、両ひざを立て、左右に開きます。腰が浮かないように気をつけながら、5～10秒キープします。

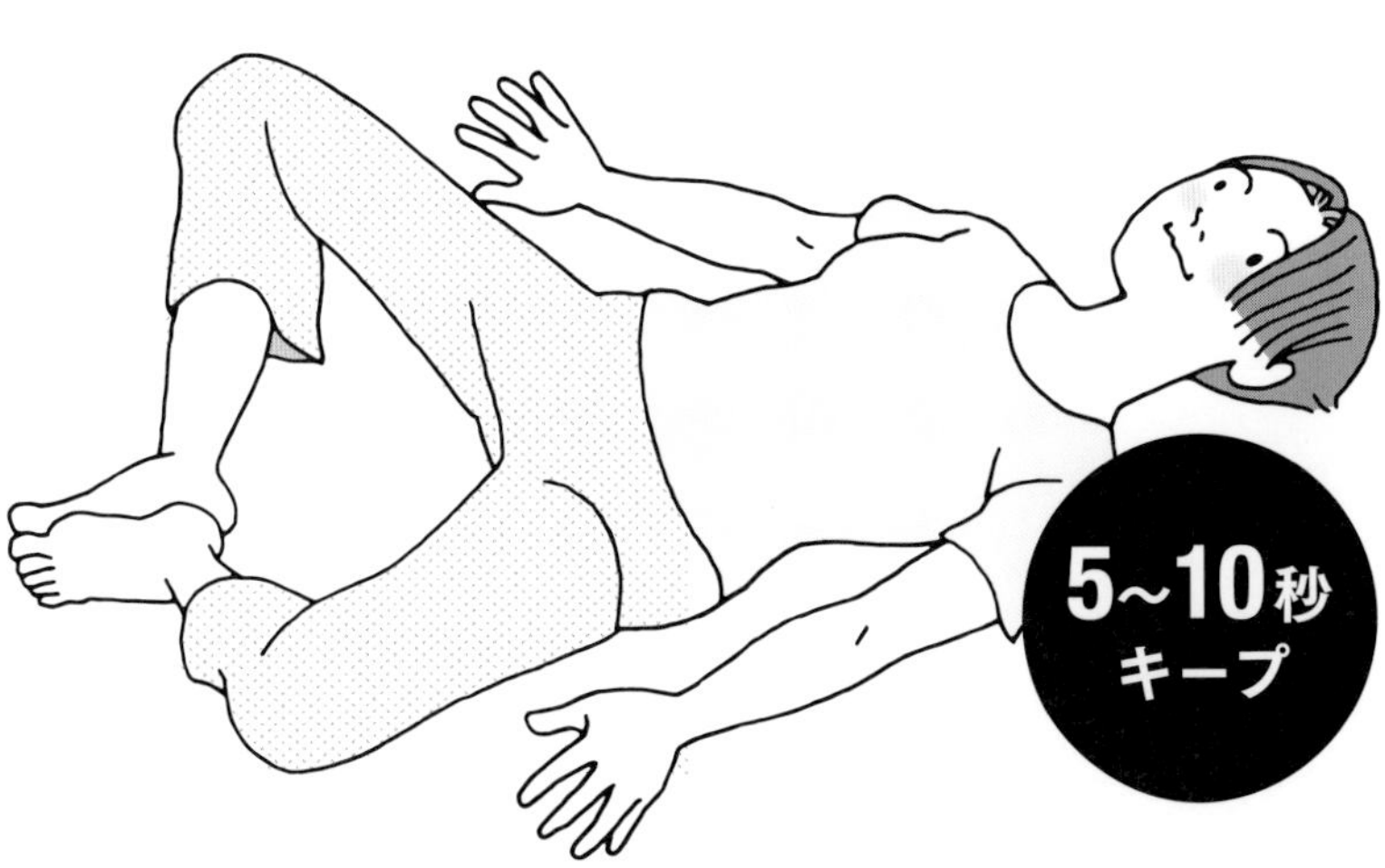

ひざメンテナンス

凝り固まった筋肉や関節をほぐし、ひざの骨格を正しい位置に戻すことで、痛みをやわらげていきます。

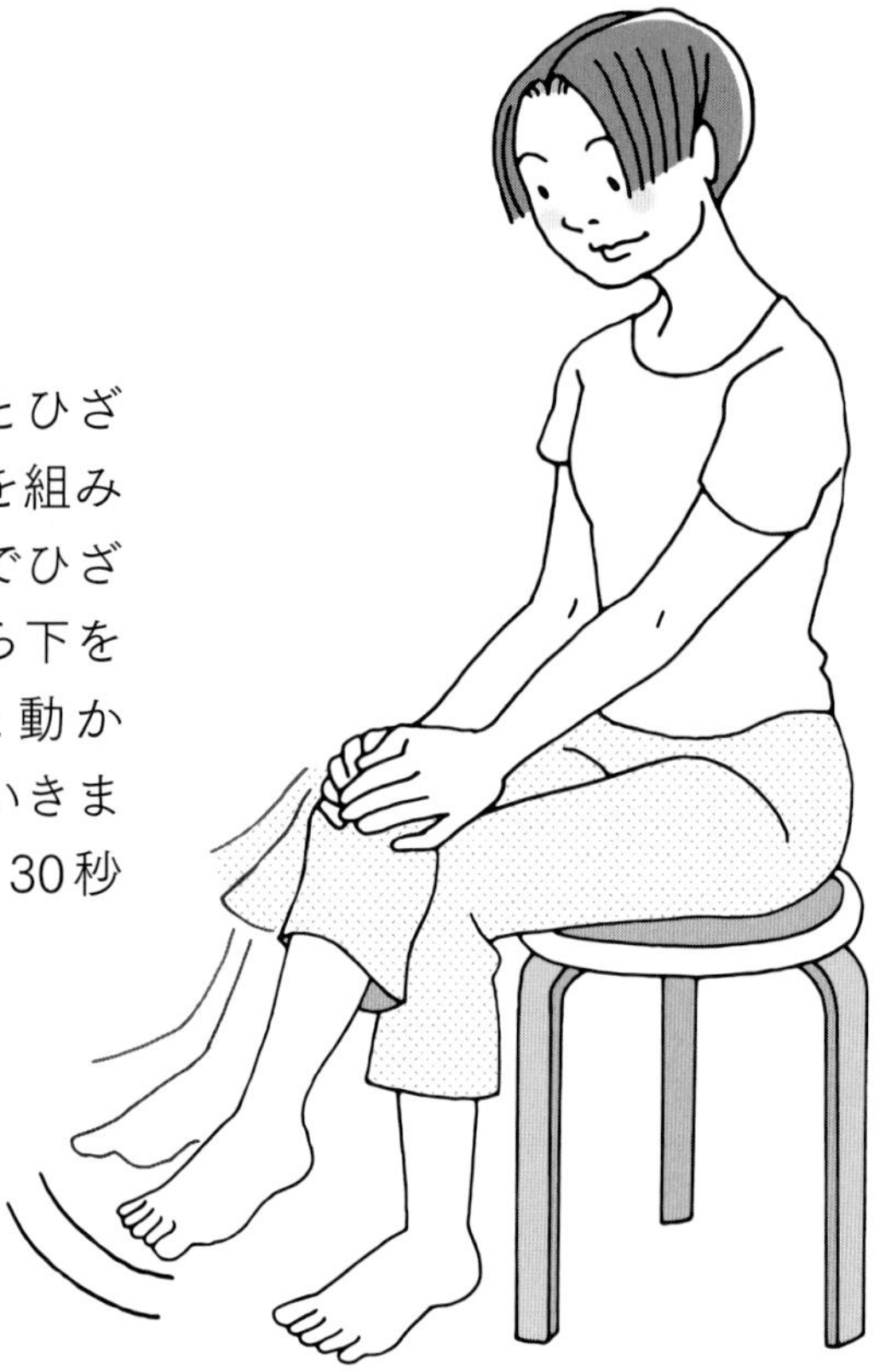

イスに座り、ひざとひざを重ねるように足を組みます。上から両手でひざを押さえ、ひざから下を前後にブラブラと動かし、関節を広げていきます。左右とも20～30秒ずつ程度。

左右 20～30秒

3回

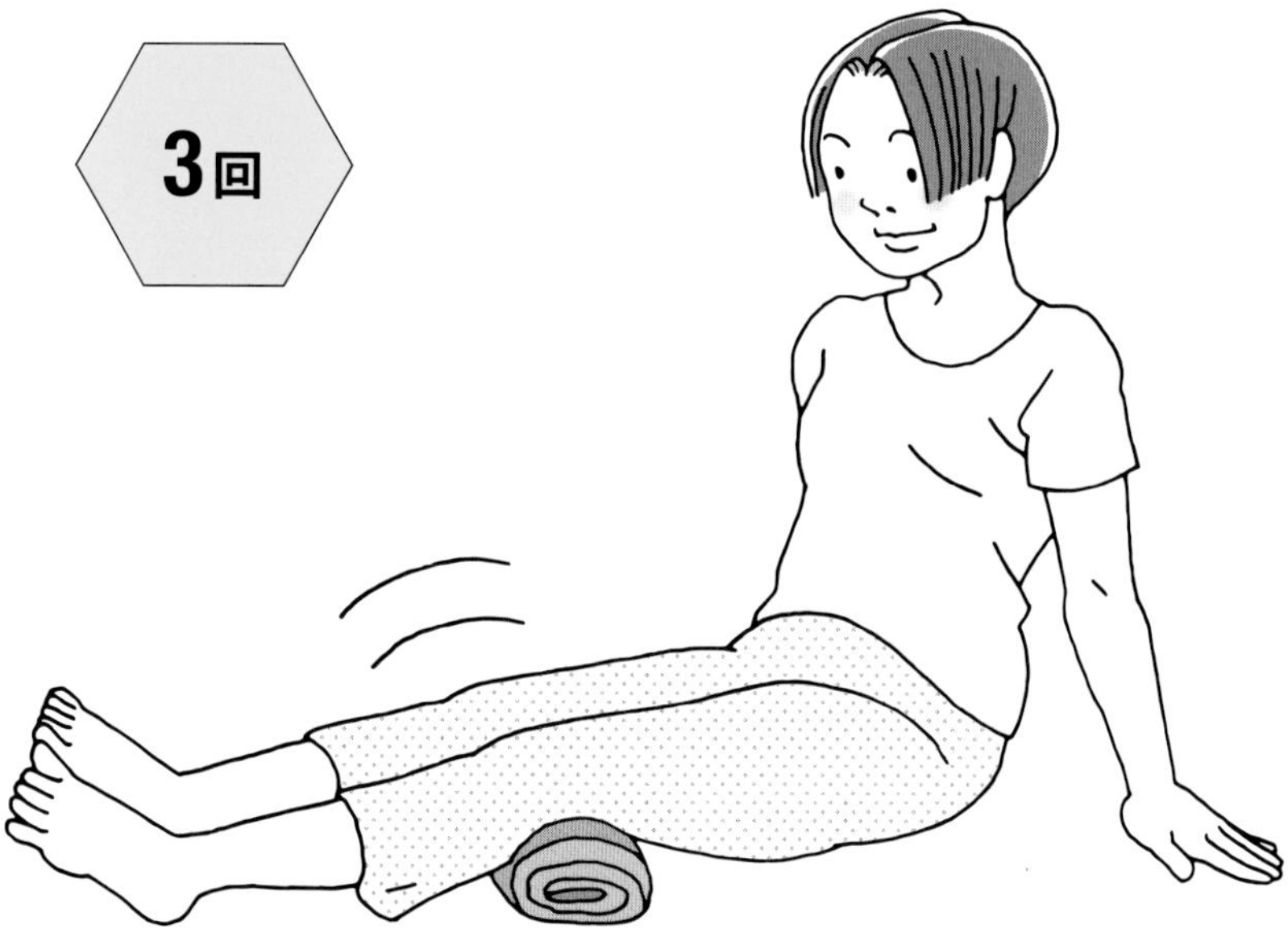

両脚を伸ばして床に座り、ひざの下に骨盤矯正まくら（31ページ参照）を置きます。まくらを押さえつけるように両脚に力を入れ、5～10秒キープしたら脱力します。これを3回繰り返します。

5～10秒

股関節メンテナンス

硬くこわばった股関節をしなやかにほぐし、可動域を広げます。上体を起こして行ってもかまいません。

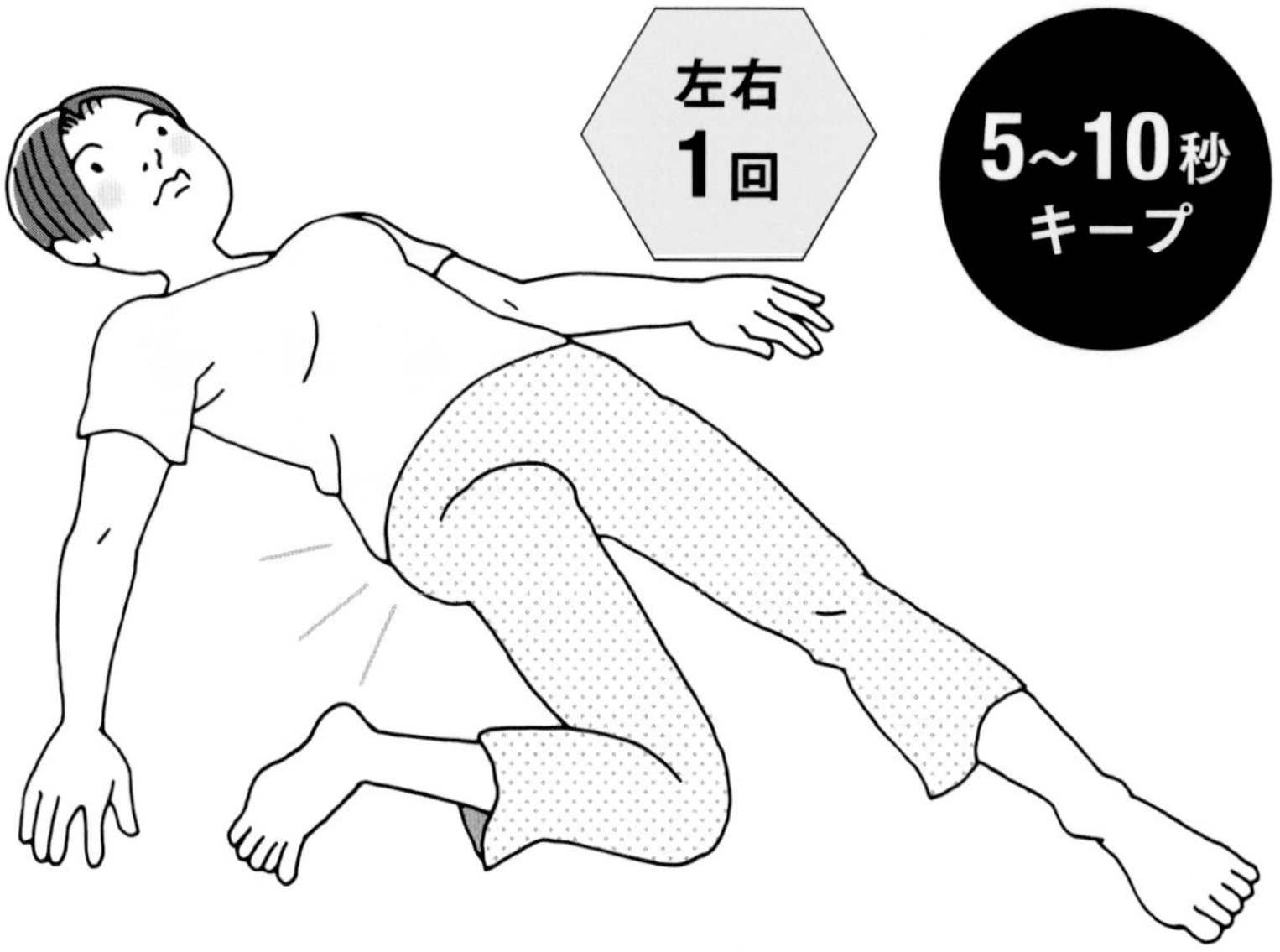

仰向けに寝て両手を左右に軽く広げます。両脚をまっすぐに伸ばしたところから、片脚を外側に出すようにひざを曲げます。お尻が浮かないように、身体が傾かないように気をつけながら5～10秒キープ。左右1回ずつ。

仰向けに寝て両手を左右に軽く広げます。両脚をまっすぐに伸ばしたところから、片方のひざを外側に出すようにして曲げ、足の裏をもう一方のひざの内側につけます。脚やお尻をしっかりと床につけ、5～10秒キープ。左右1回ずつ。

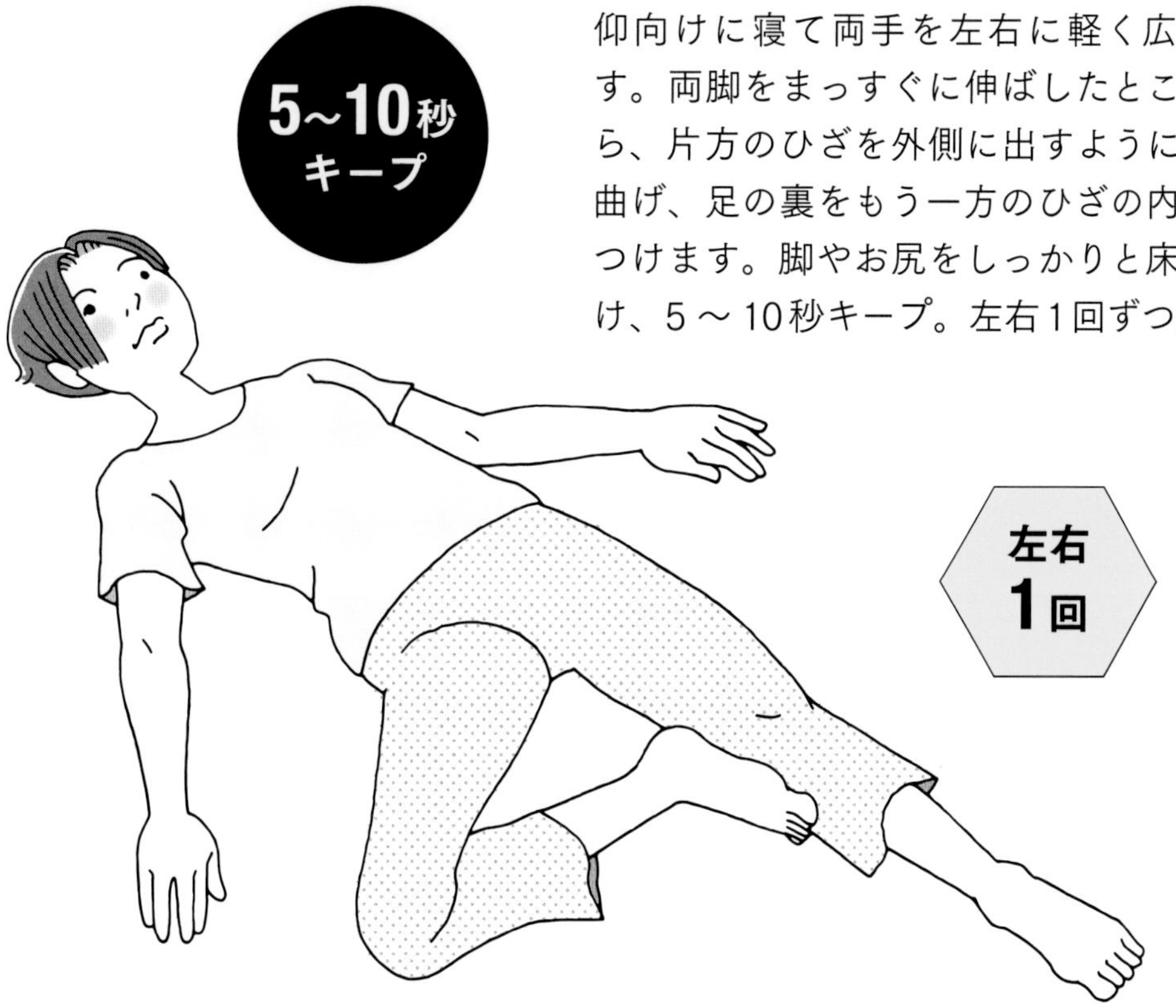

ひざの負担を
減らす筋トレ

戸田佳孝先生の「痛みとりポーズ」

なぜシニアのひざ痛は治りにくい？

1 ひざが痛いと身体を動かさなくなり、筋力が衰え、ひざの負担が増すから

2 筋肉が弱ると骨の噛《か》み合わせも悪化し、軟骨がすり減ってしまうから

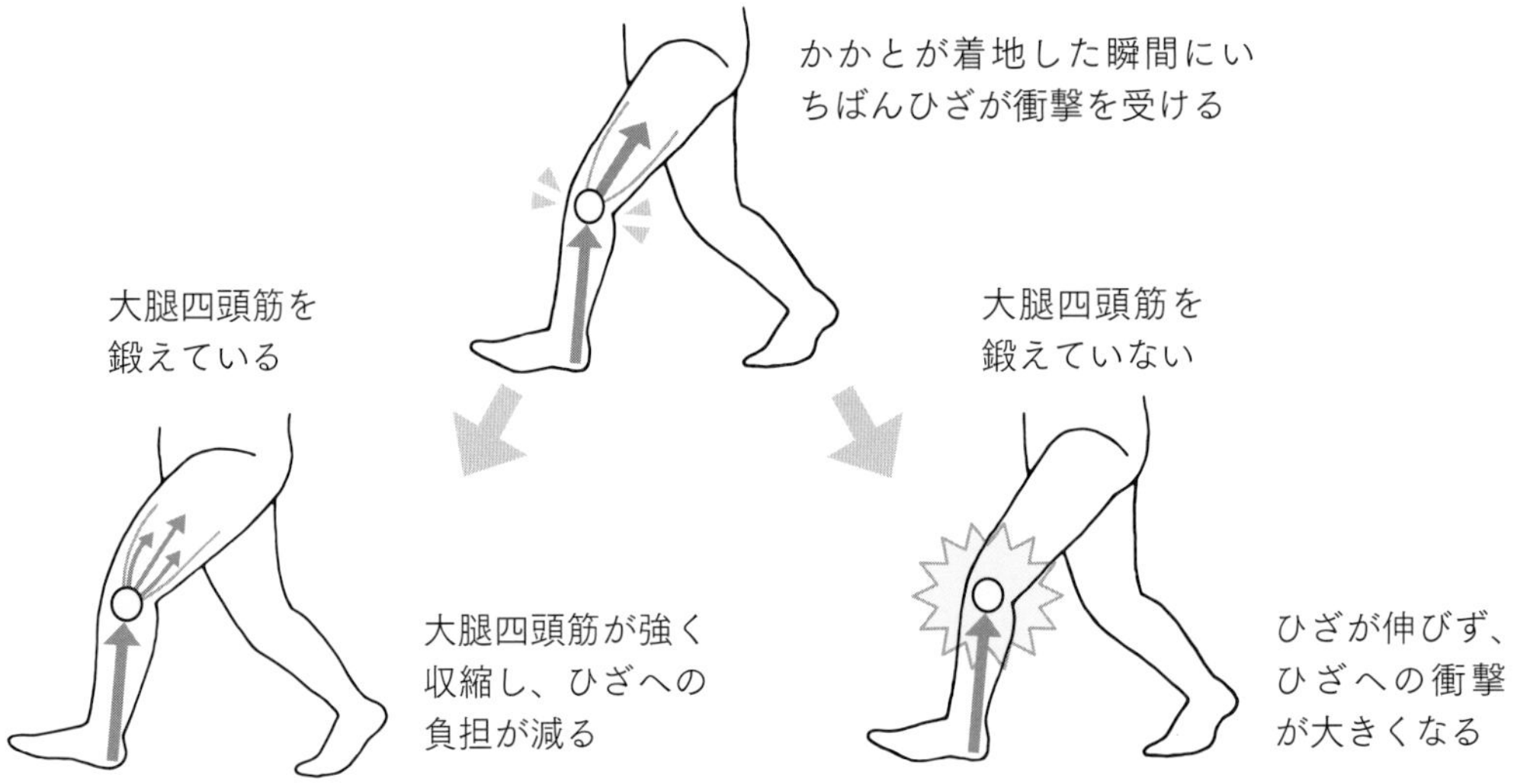
かかとが着地した瞬間にいちばんひざが衝撃を受ける
大腿四頭筋を鍛えている
大腿四頭筋を鍛えていない
大腿四頭筋が強く収縮し、ひざへの負担が減る
ひざが伸びず、ひざへの衝撃が大きくなる

ひざを傷めると身体を動かさなくなり、筋力が衰え、肥満になり、ひざへの負担が増していきがちになります。ひざ痛改善には、「ひざを支える筋肉を鍛える」「体重を減らす」「ひざを保護する動作を身につける」ことが重要です。

「痛みとりポーズ」のポイントは?

1 痛みから逃げず、正しく動かす

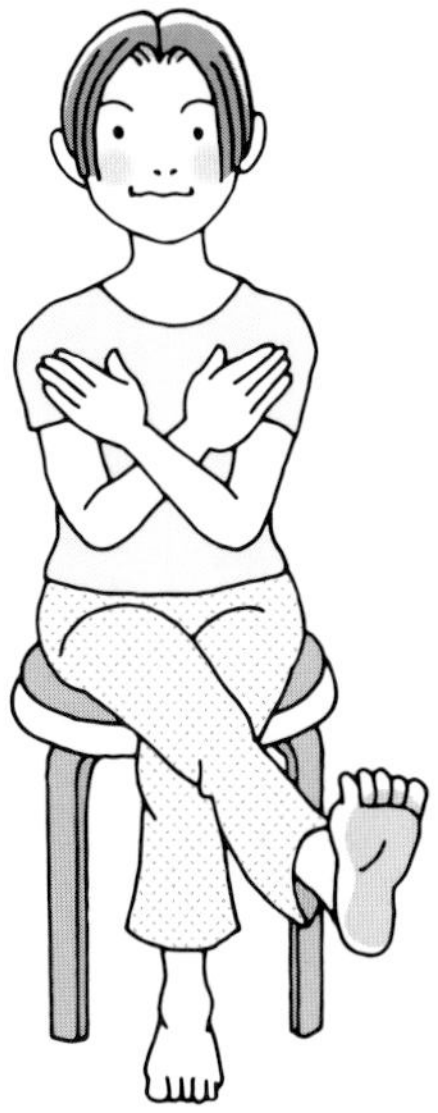

このあと紹介する「痛みとりポーズ」をとることで、筋力がアップし、ストレッチの効果も得られます。無理は禁物ですが、ポーズができる状態であれば、身体を動かすほうが結果的によくなることが多いはず。痛みから逃げるのではなく、「正しく動かすこと」が大切なのです。

2 気楽に、気長に、少しずつ

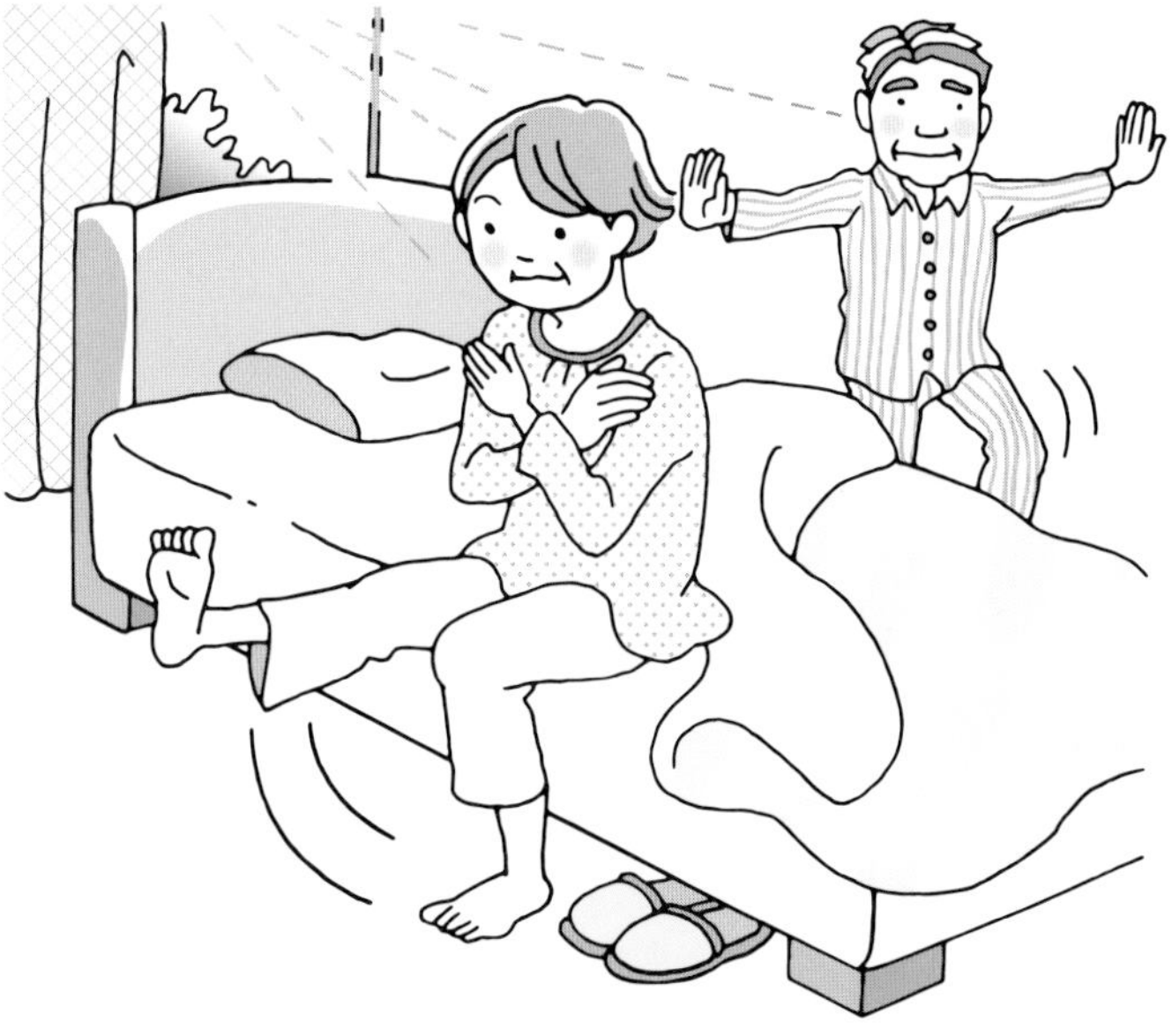

運動は朝と夜にやるのが基本。寝ている間はほとんど身体を動かさないので、起床時には筋肉が硬くなっています。朝、布団から出たら、なるべく早く「痛みとりポーズ」を行いましょう。夜は「入浴後」がベストタイミング。毎日やり続けるのはたいへんですが、少しずつ習慣にしていくことが大切です。

ももアップ

太ももの前面にある「大腿直頭筋《だいたいちょくとうきん》」を鍛えるポーズです。前ももを意識すると、より効果が上がります。

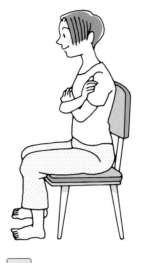

1 深く腰かける

腕を胸の前で交差させ、イスに深く腰かける。

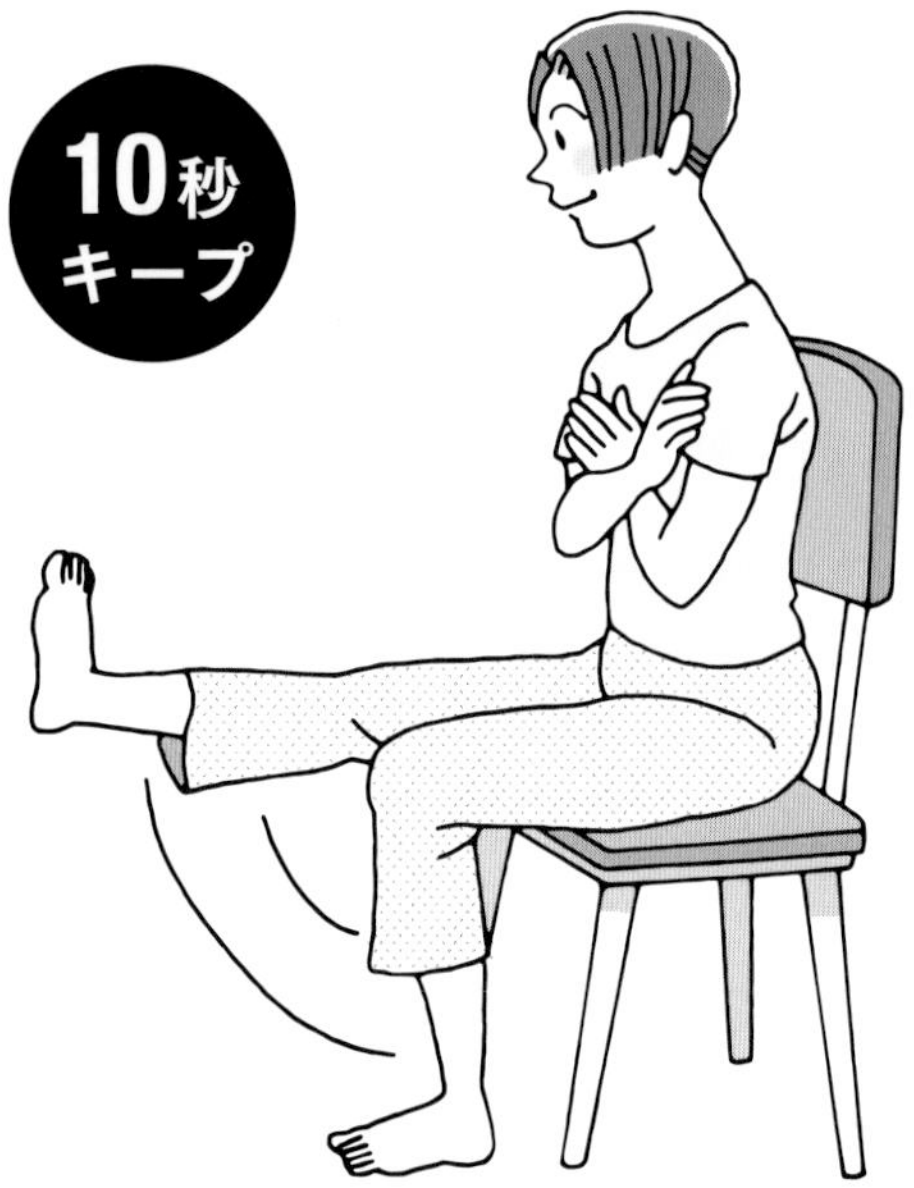

2 脚をまっすぐに伸ばす

片方の脚をゆっくりとまっすぐに伸ばします。足首を立てて、10秒キープ。もう片方の脚も同様に。

ももクロス

内ももの筋肉である「内転筋《ないてんきん》」を鍛えるポーズです。ひざのお皿が持ち上がり、軟骨の摩耗が軽減されます。

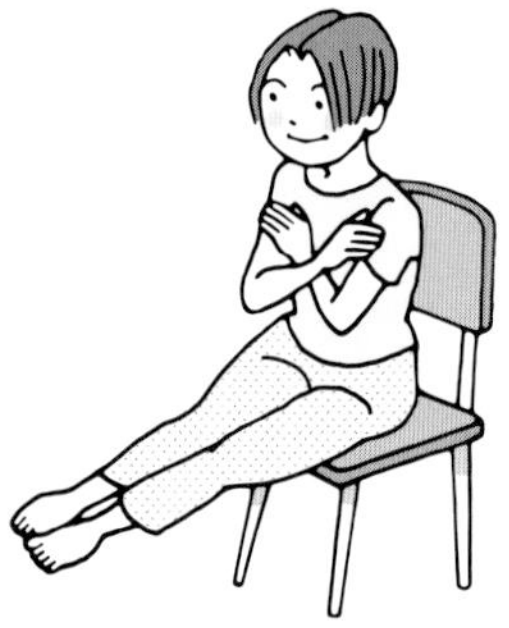

1 浅く腰かける

イスに浅く腰かけ、両脚を前方に投げ出し、背筋を伸ばし、腕は胸の前で交差させます。

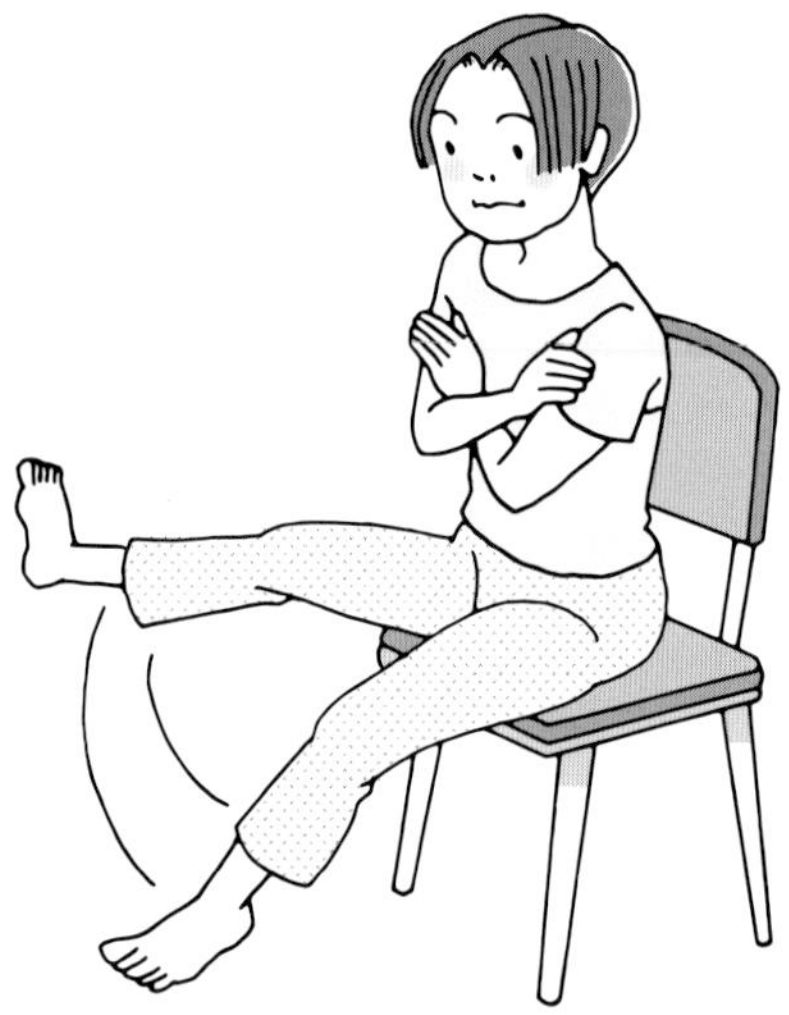

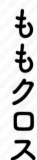

2 脚をまっすぐに伸ばす

片方の脚をまっすぐに伸ばし、足首を立てます。

しゃがみこみ

足首の柔軟性を高めるポーズです。足首が柔軟だと下半身全体も柔軟に動き、ひざの負担を分散できます。

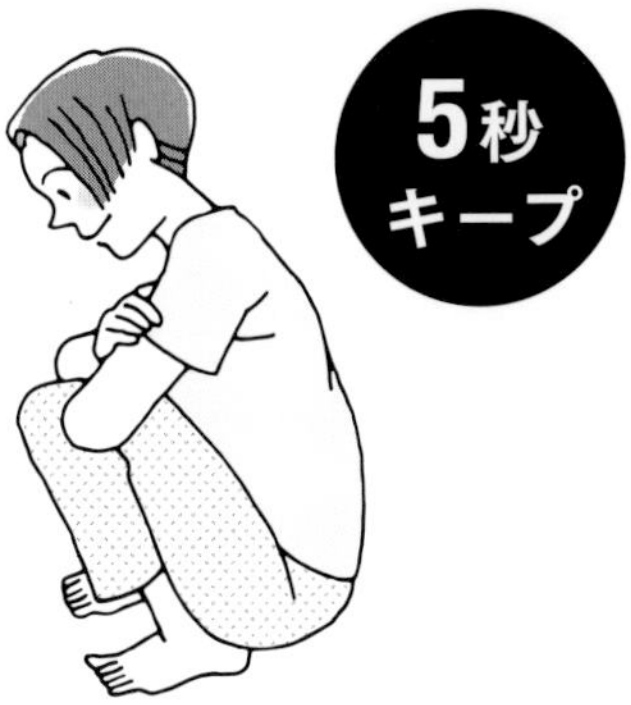

1 5秒間でしゃがむ

足を肩幅に広げて立ち、腕を胸の前で交差させ、その場にしゃがんで5秒キープします。お尻をかかとにつけ、かかとは浮かさないように。

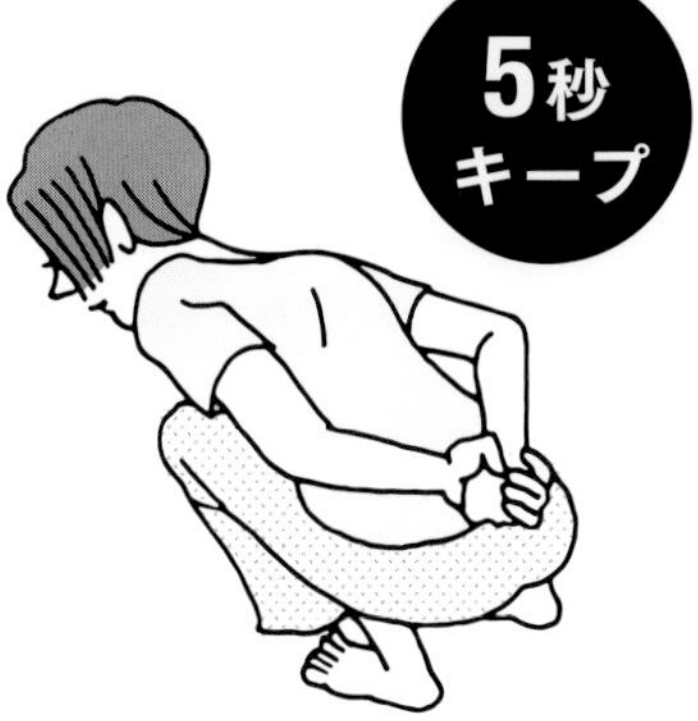

2 背中で両手を握る

しゃがんだ姿勢のまま、両手を背中で握り合い、さらに5秒キープ。かかとを地面から離さず、アキレス腱が伸びているのを意識します。

目つぶり片足立ち

下肢の筋力アップとバランス感覚を養うポーズです。転倒の予防にもなります。

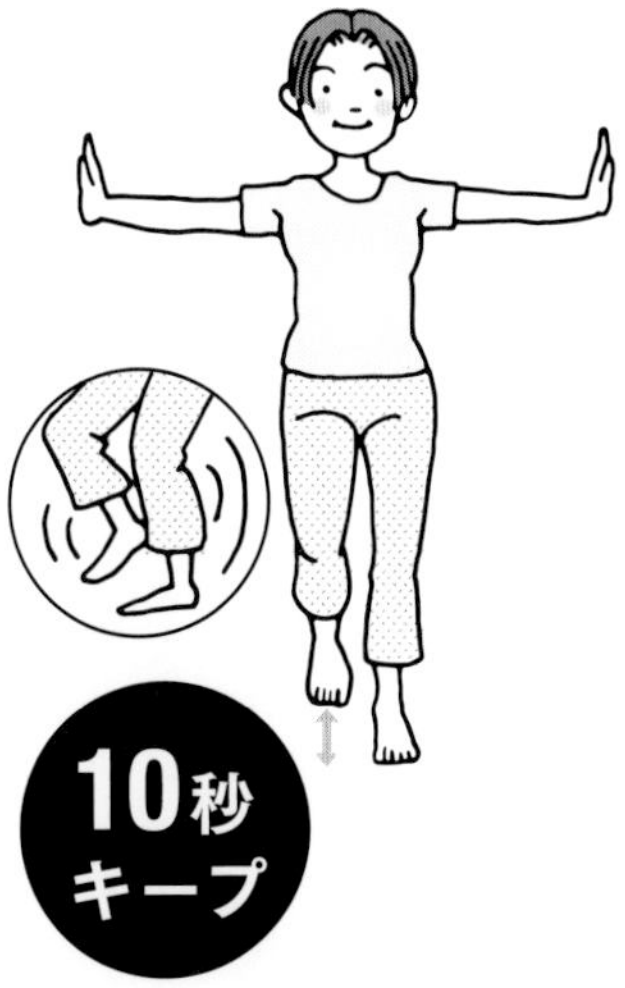

両手を広げ、目をつぶって立ちます。片足を床から5cm上げて、10秒キープ。左右とも行います。よろめいたとき、すぐにつかまれる物の側《そば》で。自信がない方は壁に片手を添えて、目を開けたまま行ってください。

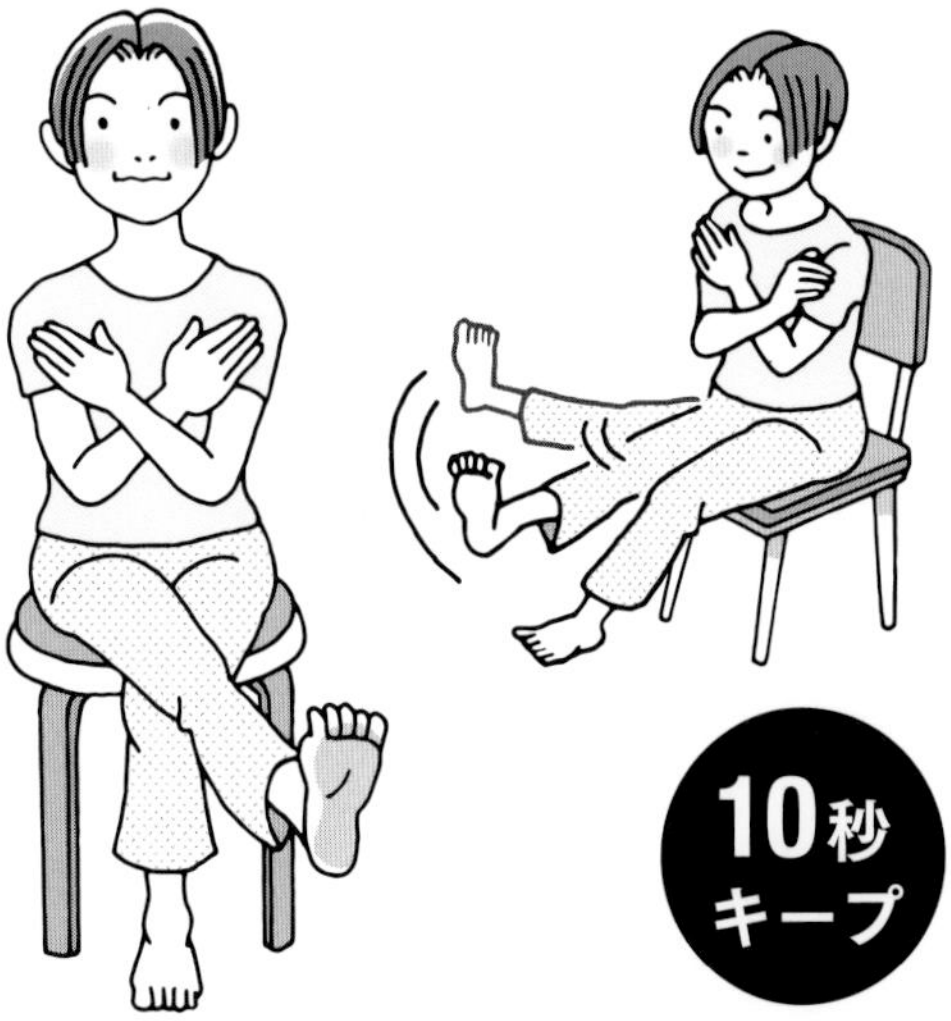

3 反対側の脚のほうへ伸ばす

上げた脚を反対側の脚のほうへ伸ばします。できれば反対側のももの上まで伸ばしましょう。ただしのせてはいけません。10秒キープ。もう片方の脚も同様に。

内ひざストレッチ

筋肉や腱をやわらかくして血流を促すストレッチです。痛みをやわらげる効果が期待できます。

1 ひざの内側を引き伸ばす

左右10回

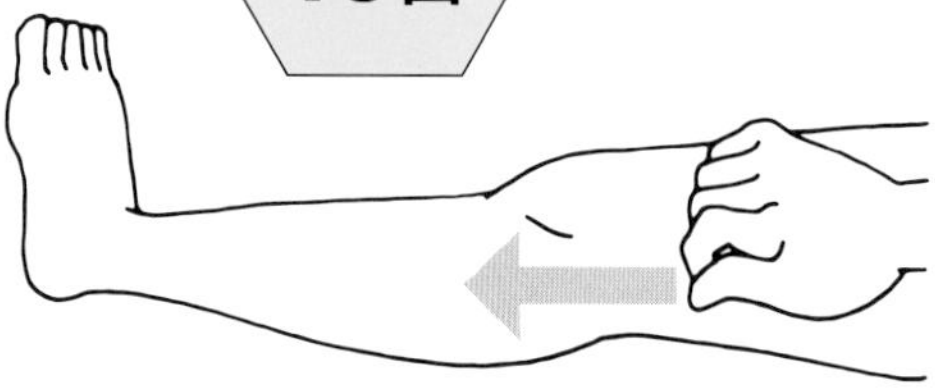

脚を伸ばして座り、ひざの内側を、ひざから足首に向かって、親指で引き伸ばします。1回1秒くらい。左右10回ずつ。少し強めに押すのがコツです。

2 太ももの内側からひざの前に引き伸ばす

左右10回

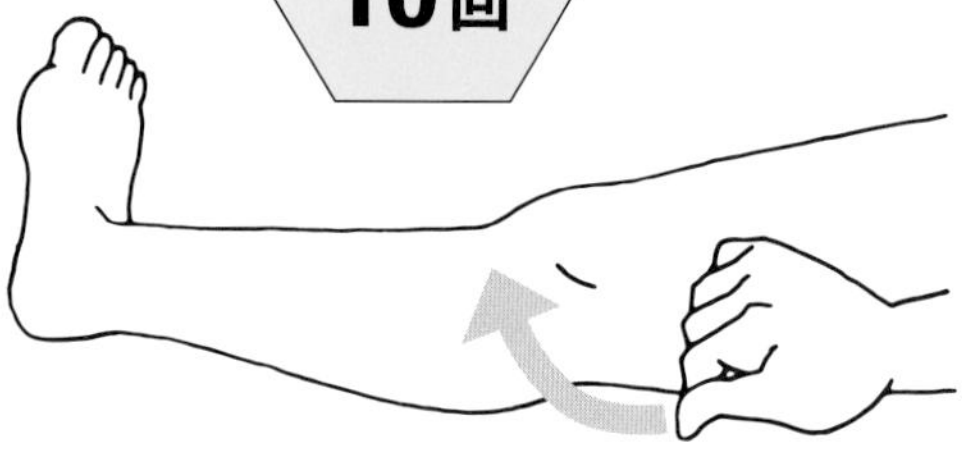

太ももの内側の後ろから、ひざの前に向かって、親指で引き伸ばします。1回1秒くらい。左右10回ずつ。少し強めに押します。

水平足踏み

ももを床と水平に上げる足踏みをして、大腿四頭筋と、股関節を曲げるときに使う「腸腰筋《ちょうようきん》」を鍛えます。

10秒間に16回以上

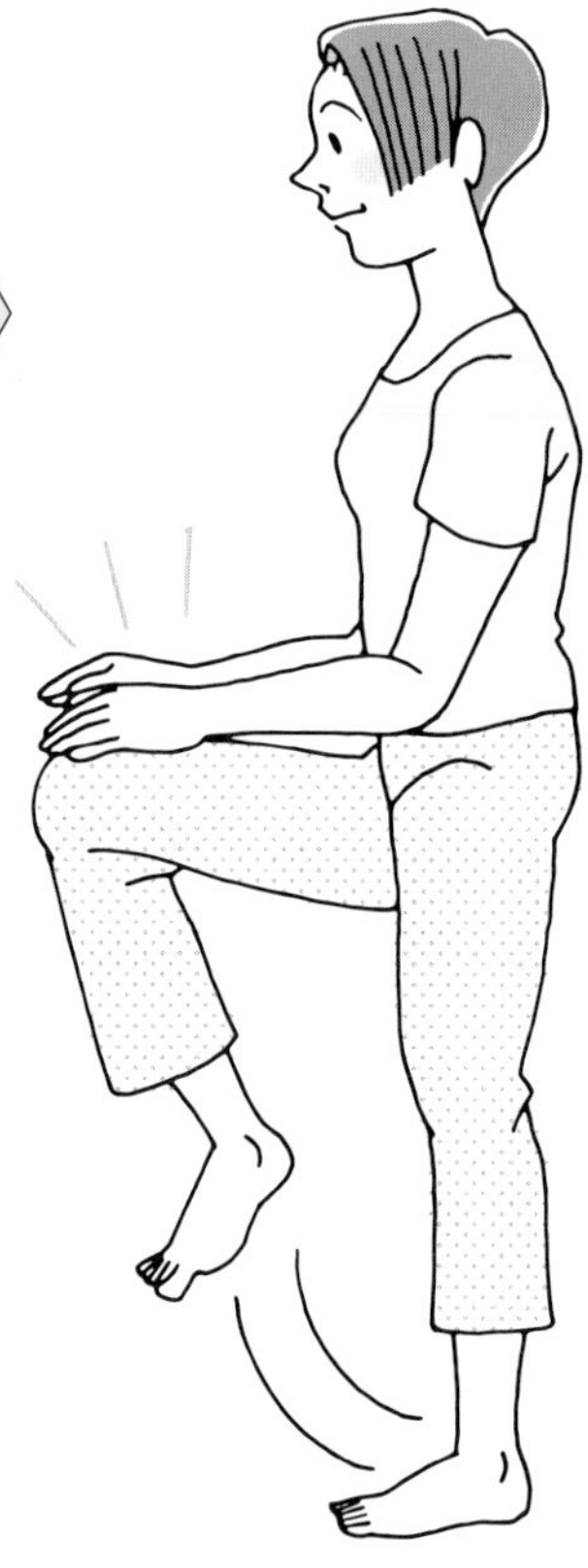

両手をそろえて腰の高さで前に出して立ちます。脇を締め、手のひらは地面と平行に。ももが手のひらにあたるように、しっかり上げて足踏みをします。できるだけ速く、10秒続けます。10秒間に16回以上を目標にしましょう。

連続立ち上がり

大腿四頭筋と下肢の筋力・持久力を同時に鍛えます。短時間に集中して行えば認知症予防も期待できます。

10秒間に8回

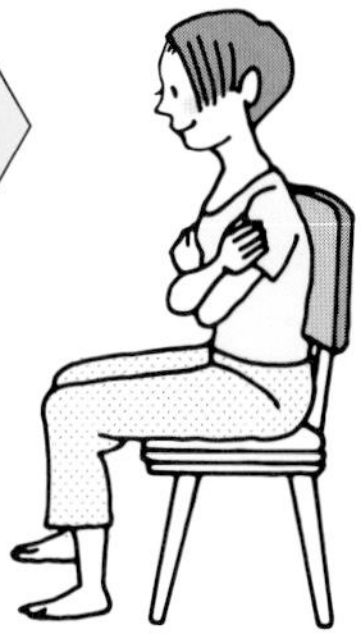

1 深く腰かける

イスに深く腰かけ、腕を胸の前で交差させて、ひざがつま先より前に出ないようにします。足は肩幅くらいに。

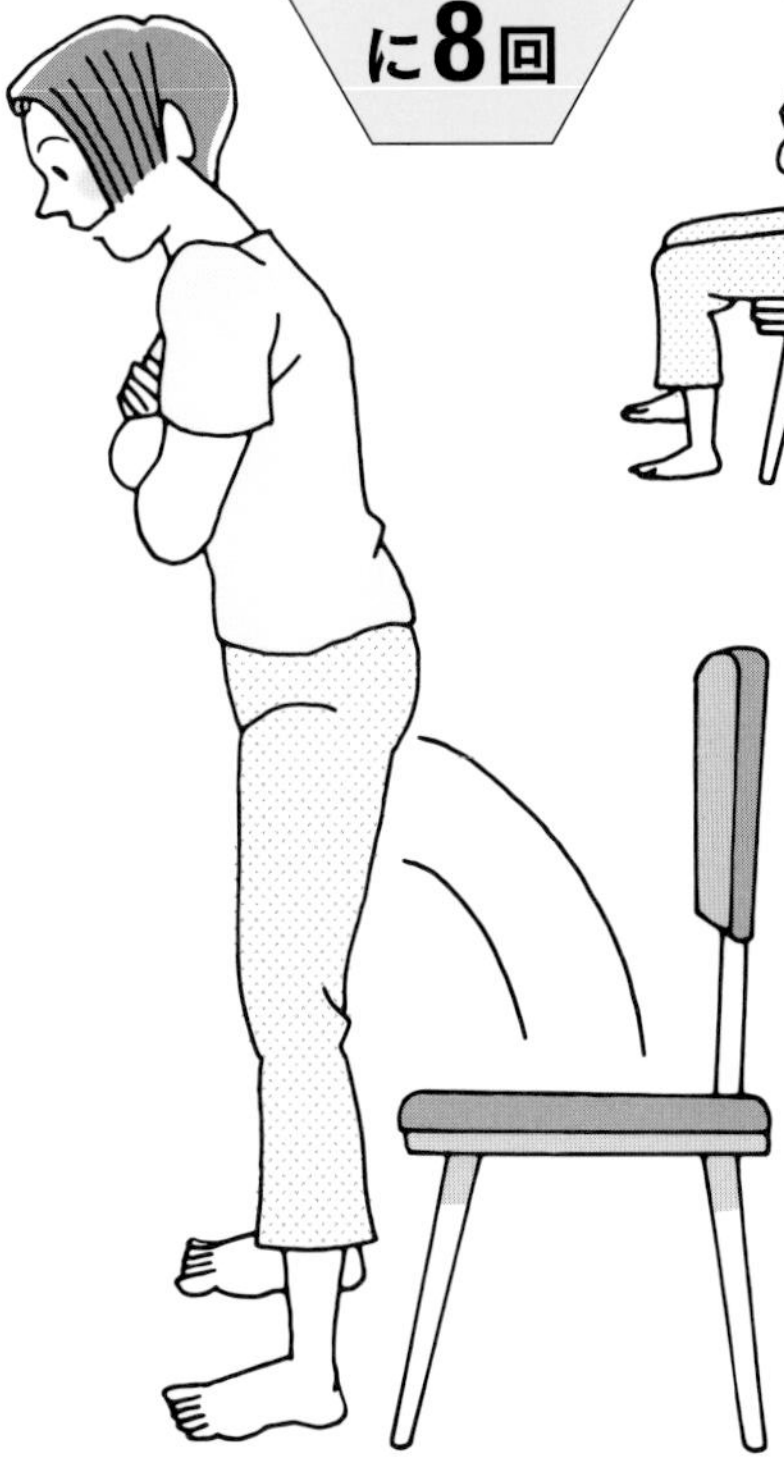

2 立ち上がる

上半身を前傾させながら、つま先に力を入れて立ち上がり、脚を伸ばし切ります。10秒間に8回を目標に、集中して取り組みましょう。

背中ストレッチ

骨盤の後ろの「脊柱《せきちゅう》起立筋《きりつきん》」のこりをほぐすポーズです。足首の柔軟性を高め、ねんざ予防にもなります。

1回1秒で10回こする

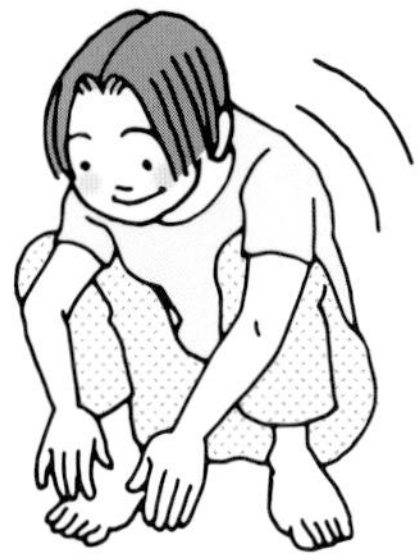

1 しゃがむ

脚を肩幅に広げ、お尻を落としてしゃがみ、上半身を前に傾けて前かがみの状態になります。

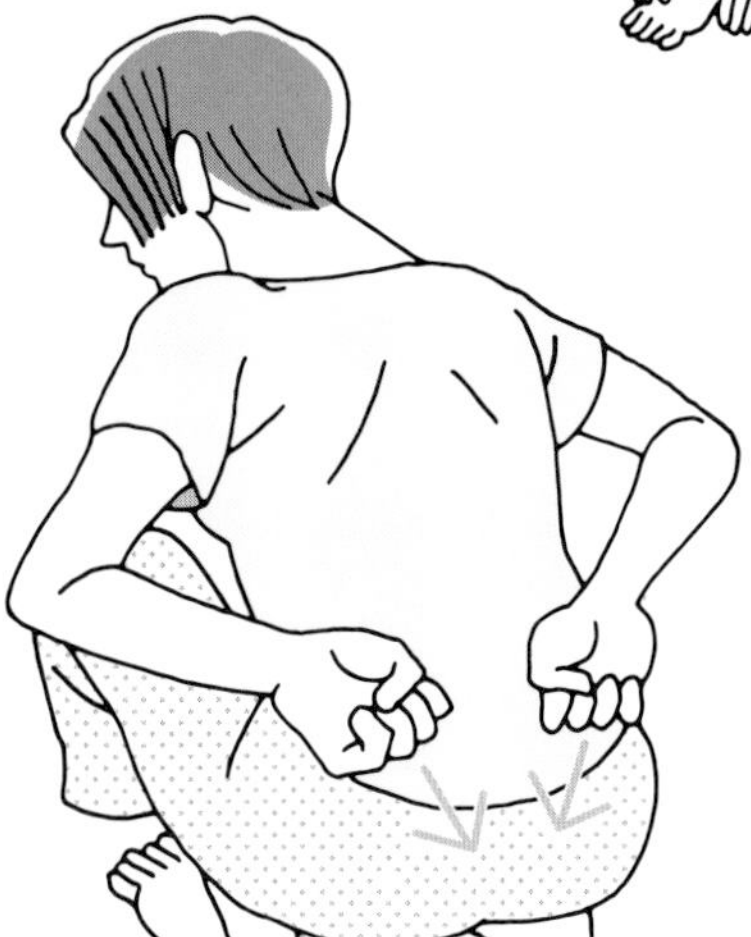

2 圧迫しながらこする

腰のくびれの上の背骨からお尻の割れ目にかけて、両手の握りこぶしで圧迫しながらこすります。1回1秒で10回こすりましょう。

外ももストレッチ

骨盤の横の「中殿筋《ちゅうでんきん》」をやわらかくほぐすストレッチです。骨盤が安定し、腰への負担がやわらぎます。

1回1秒かけて10回

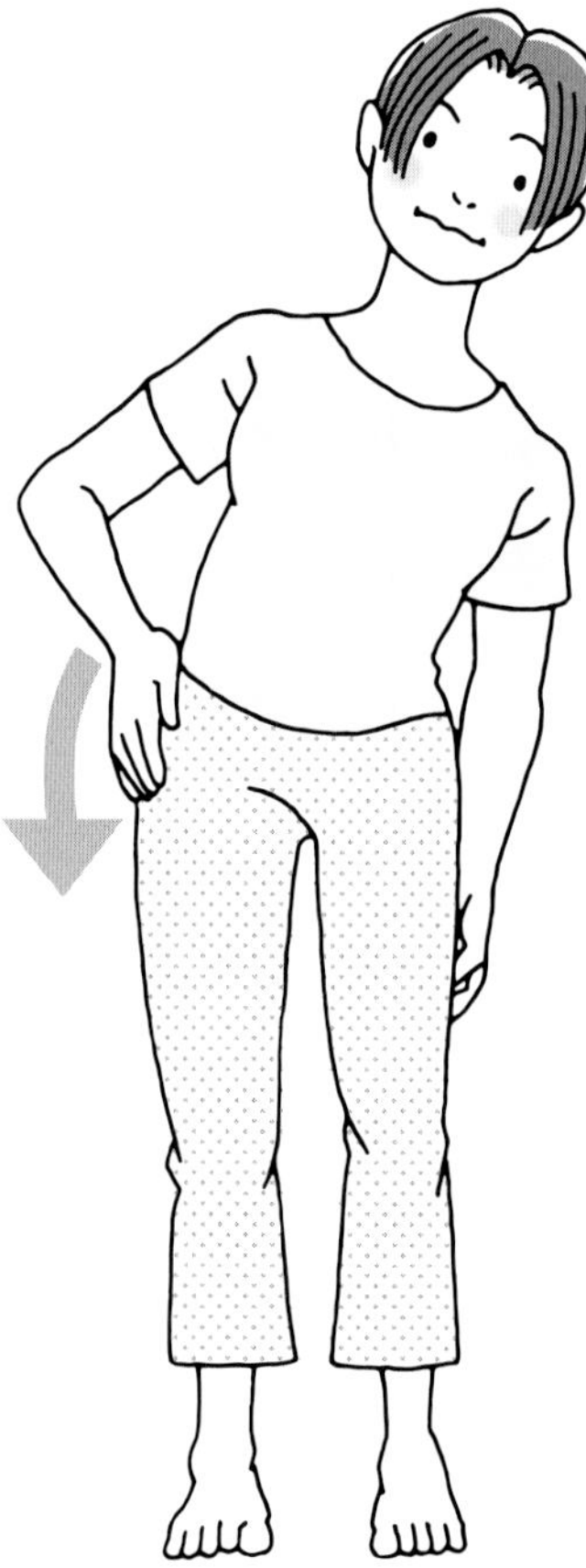

足を肩幅に広げ、上半身を傾けて、腰を片側に突き出します。骨盤の横から、太ももの横の少し出っ張った骨のあたりまでをこすります。1回1秒かけて10回。身体を反対側に傾けて、同様に10回こすってください。

前ももストレッチ

骨盤の前の「大腿直筋」をやわらかくするストレッチです。股関節を伸ばした姿勢が保ちやすくなります。

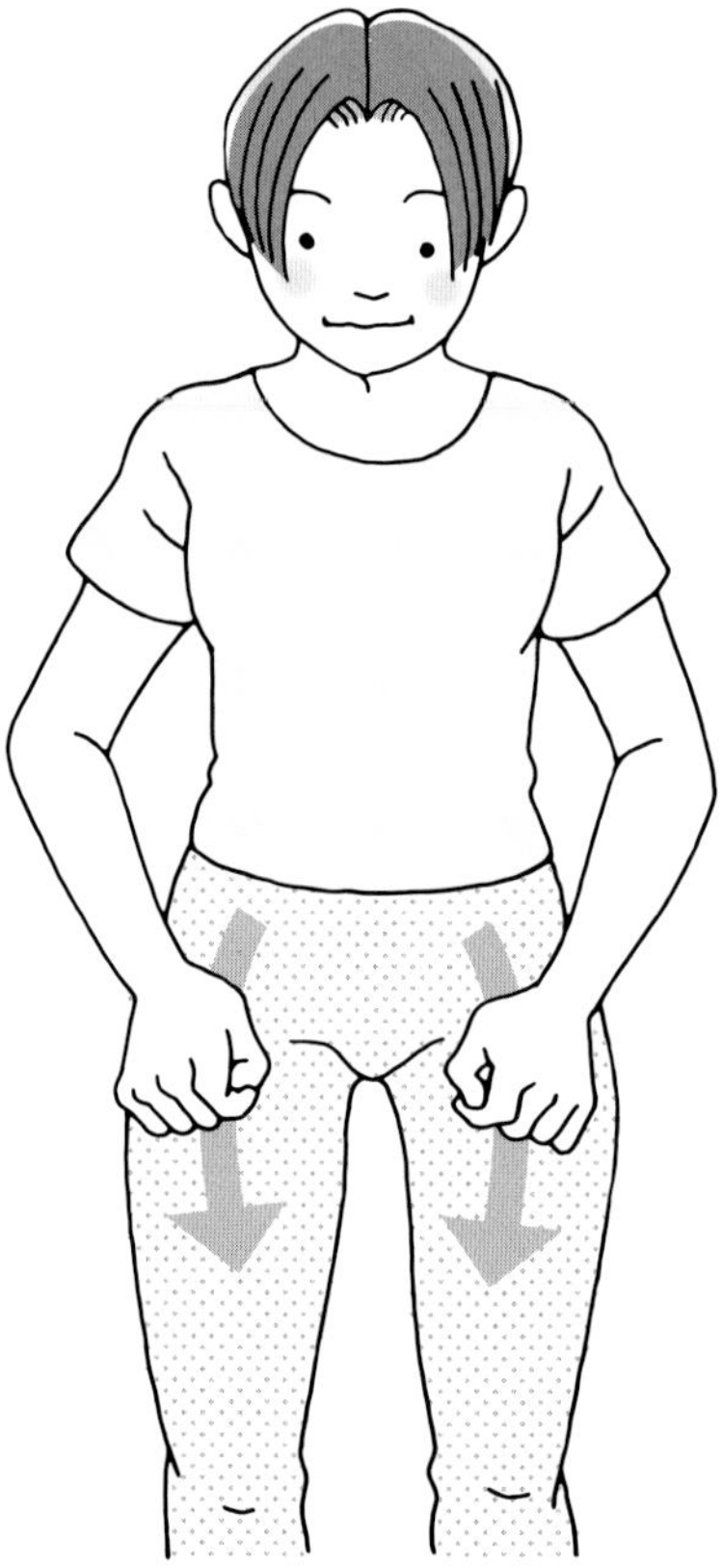

足を肩幅に広げて立ち、ひざを軽く曲げます。骨盤の出っ張ったあたりから太ももの真ん中まで、両手の親指の付け根でこすりましょう。1回1秒かけて、10回こすります。骨盤の前が伸びているのを意識してください。

1回1秒かけて10回

腰そらし

こりが取れるまで行う

正しい姿勢で腰をそらし、「腰を痛めずに腰をそらす成功体験」を積み重ねましょう。

足を肩幅よりやや広めに開き、腰に両手をあて、息を吐きながらゆっくりと腰をそらしていきます。痛めずに腰をそらす成功体験を繰り返すことで、脳の意識が変わり、腰の痛みが改善します。

1日2回
朝とお風呂上りに

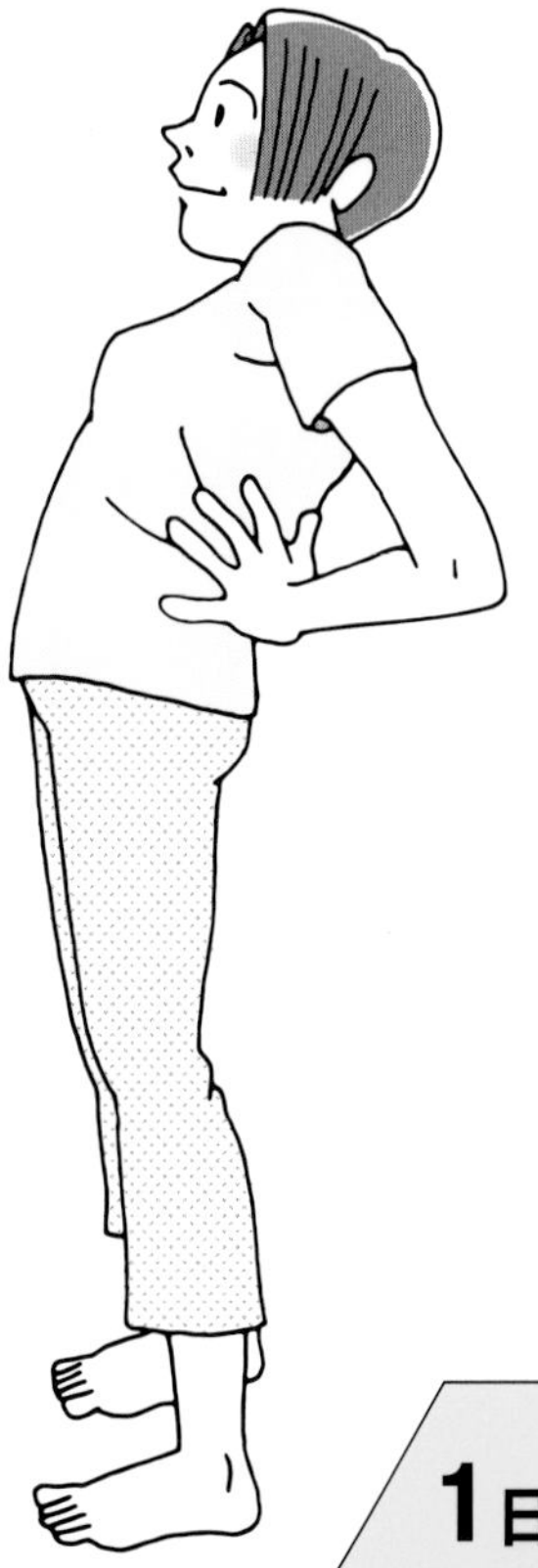

マッケンジー体操※

こりが取れるまで行う

背筋を鍛える体操。坐骨神経に痛みを感じる人のうち、身体をそらしたときに楽になる人におすすめです。

1日2回
朝とお風呂上りに

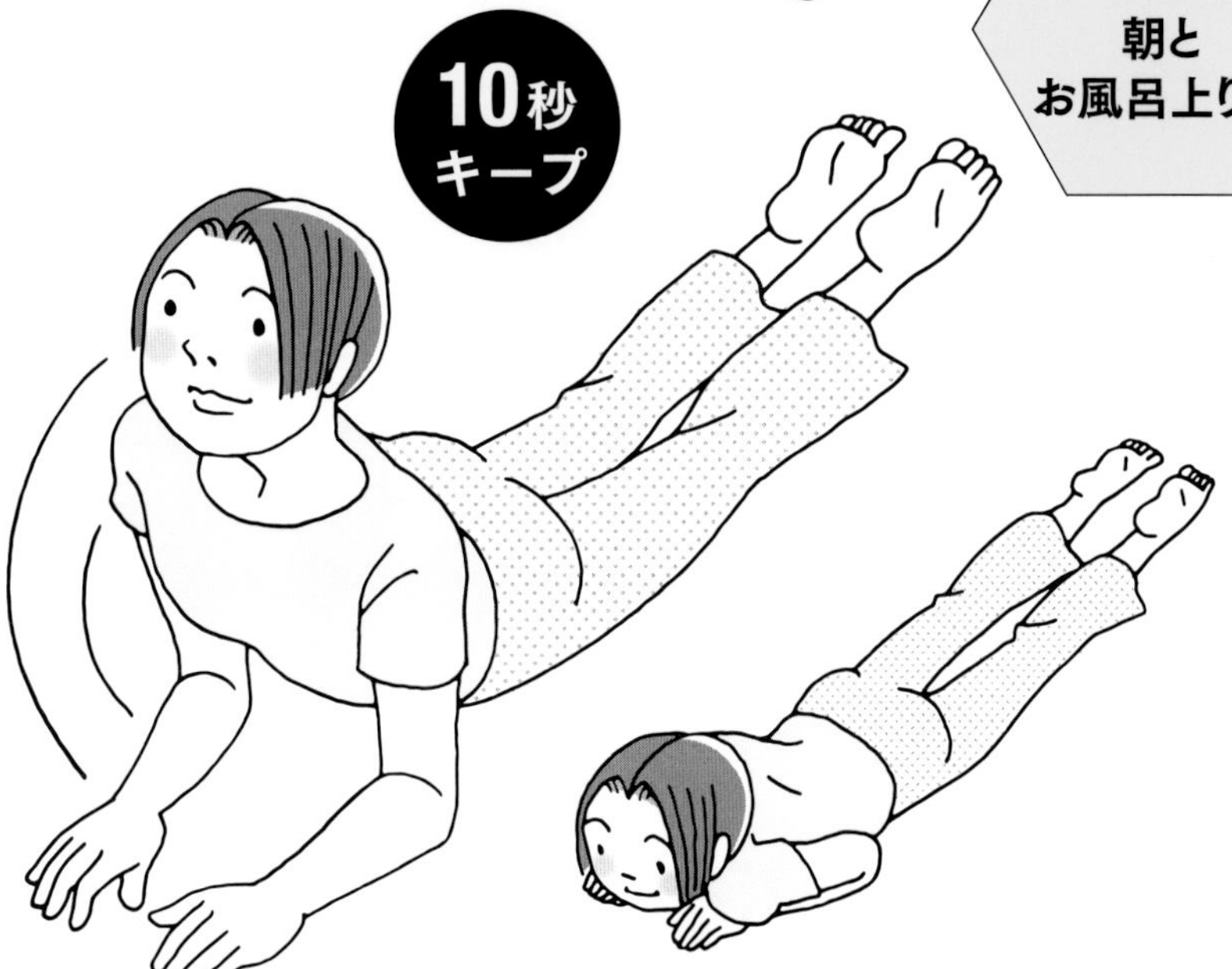

1 うつ伏せになる

両手を顔の横に置いて、うつ伏せになります。脇を締め、両手のひらからひじまでを床につけます。

2 上半身を起こす

手のひらからひじを床につけたまま、上半身をゆっくりと起こし、10秒キープしてください。

※ニュージーランドの理学療法士ロビン・マッケンジー氏が1950年代に考案。

※アメリカの整形外科医師ウィリアムス氏が1955年に提唱。

ウィリアムス体操※

こりが取れるまで行う

坐骨神経に痛みを感じる人のうち、身体を前に折り曲げたときに楽になるタイプの人におすすめです。

1 仰向けになる

ひざを曲げて立てた状態で仰向けに寝ます。

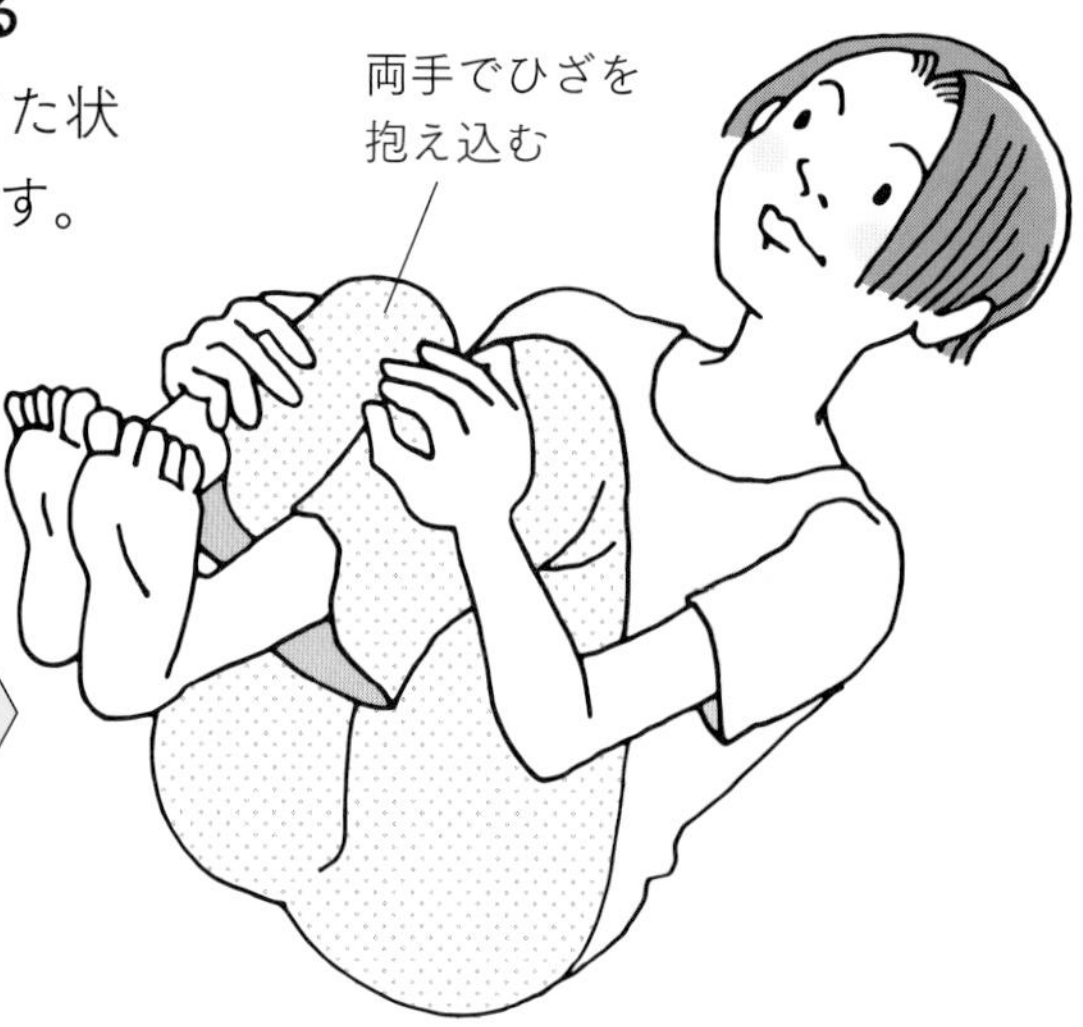

1日2回
朝と
お風呂上りに

2 両手でひざを抱え込む

両手でひざを抱え込み、ひざを胸につけるように曲げます。そのままの姿勢で10秒キープします。このとき背中や腰が伸びるのを意識してください。

10秒
キープ

起き上がり体操

こりが取れるまで行う

足首や骨盤周りの柔軟性を高めるとともに、全身の筋肉運動になる動作です。

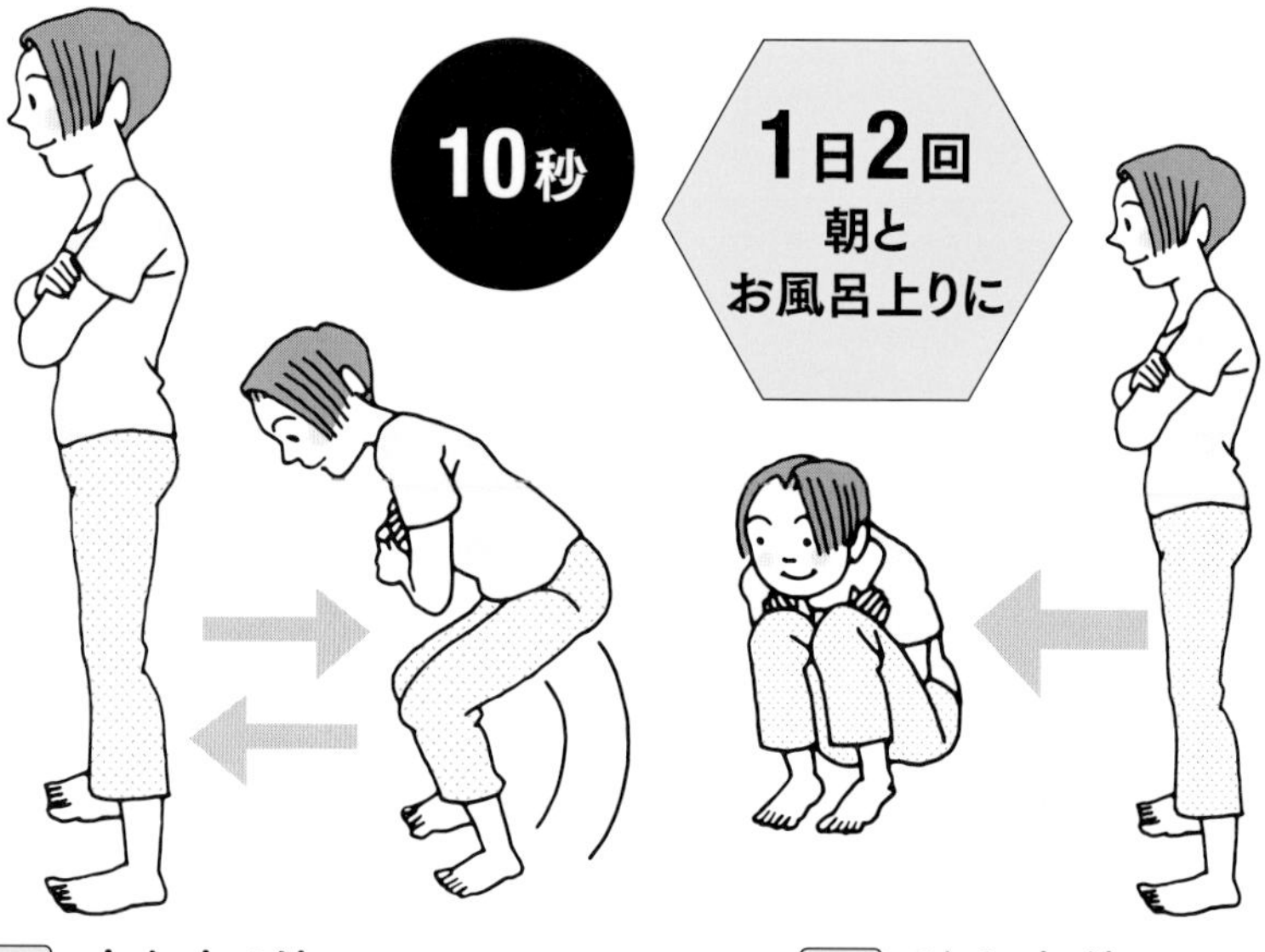

1 腕を交差して座る

足を肩幅に広げ、腕を胸の前で交差させて立ちます。そのまま支えをもたずに床に座り、お尻を床につけます。

2 立ち上がり、座り込む

支えをもたず、両脚が平行の状態を保ちながら立ち上がります。立った姿勢から座り込み、再び立ち上がるまで、10秒かけて行います。

足首柔軟体操

足首をやわらかくしてひざ痛の軽減につなげます。インソール（58ページ）の効果アップも期待できます。

1 ゴムバンドを足首に巻く

自転車の荷台に荷物をくくりつけるゴムバンドを用意。訓練しない側の足首に巻き、フックを引っ掛けておきます。

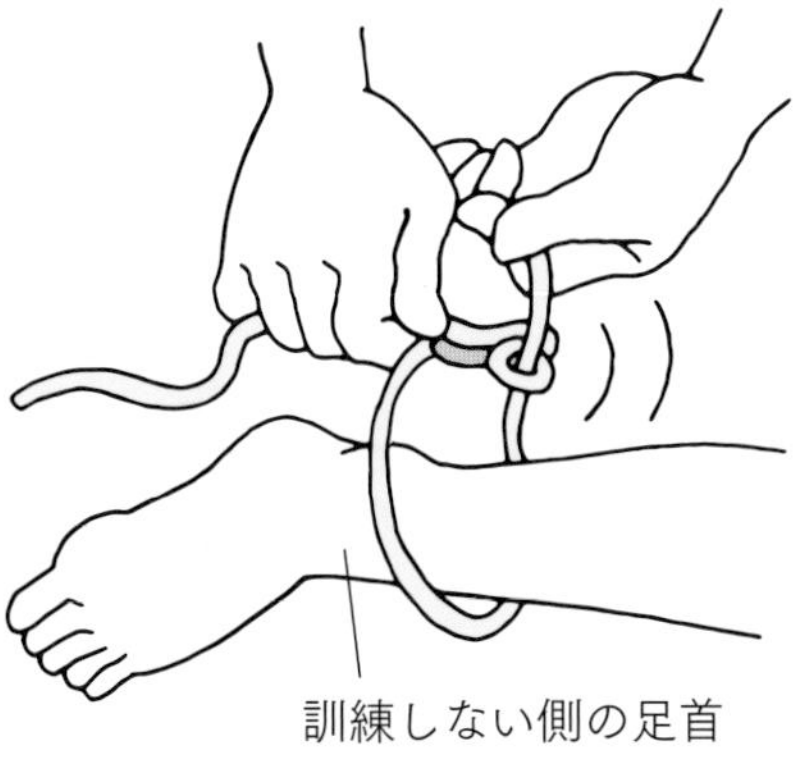

2 上に引っ張り上げる

イスに腰かけ、訓練する側の足の甲から足の外側を回り、足の裏から土踏まず側に通して、上方に引っ張り上げるようにもちます。

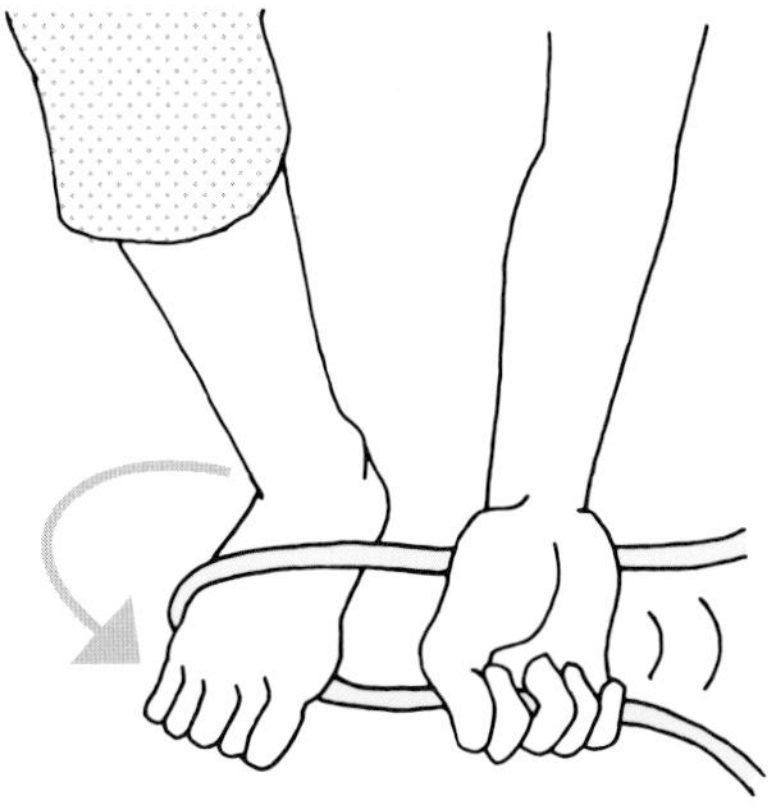

3 足首をひねってもち上げる

訓練する足の外側を、足首をひねってもち上げながら、訓練しない足を外側に引っ張り、手にもっている側は上方に引っ張ります。

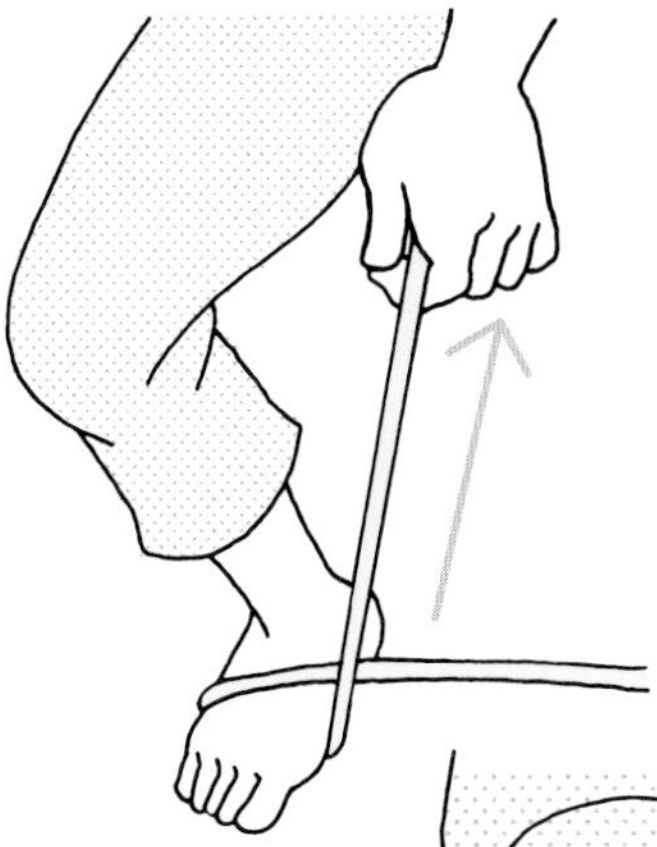

5秒キープ

4 5秒キープ

1回につき5秒キープし、片足20回を1セット。もう片方の足も同様に。これを朝起きたときと夜寝る前に行いましょう。

20回1セット
朝晩1回ずつ

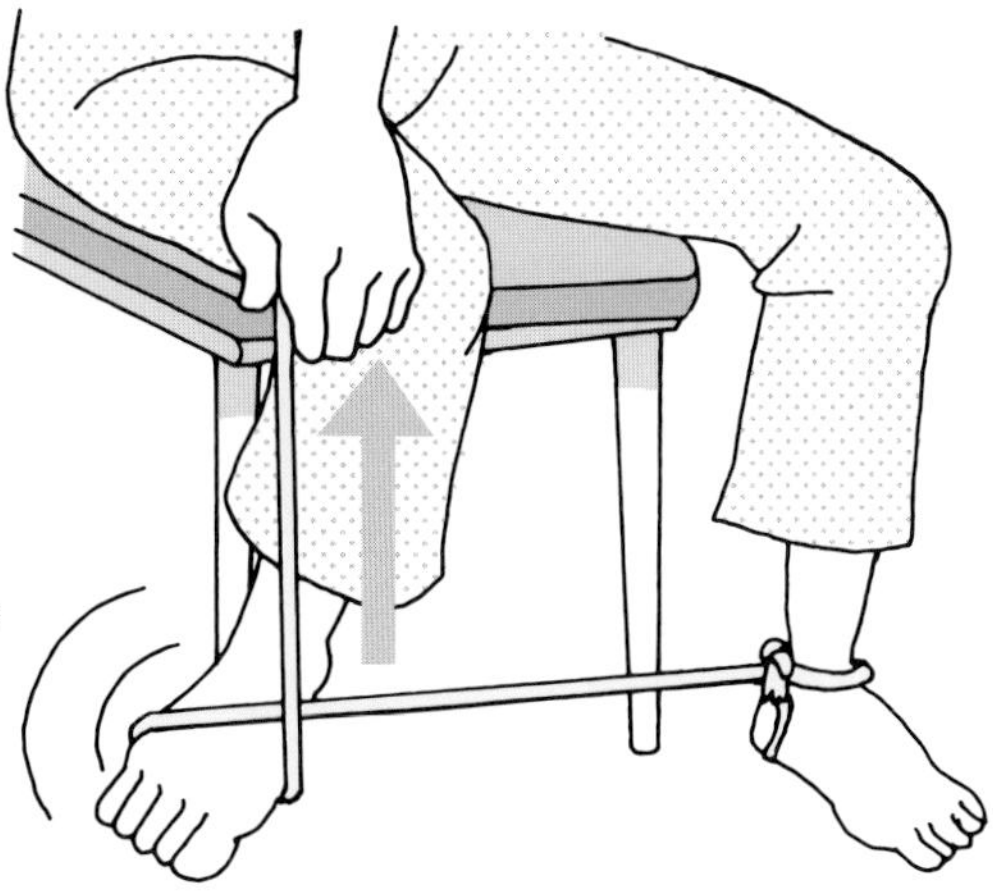

関節
そのものを
改善する

酒井慎太郎先生の「ひざ関節液よみがえり体操」

ひざ痛対策の重要ポイントは？

1 多くの人々が、自分でできるリハビリを十分に行っていない

2 関節を覆《おお》う関節包を満たしている「関節液」に着目する

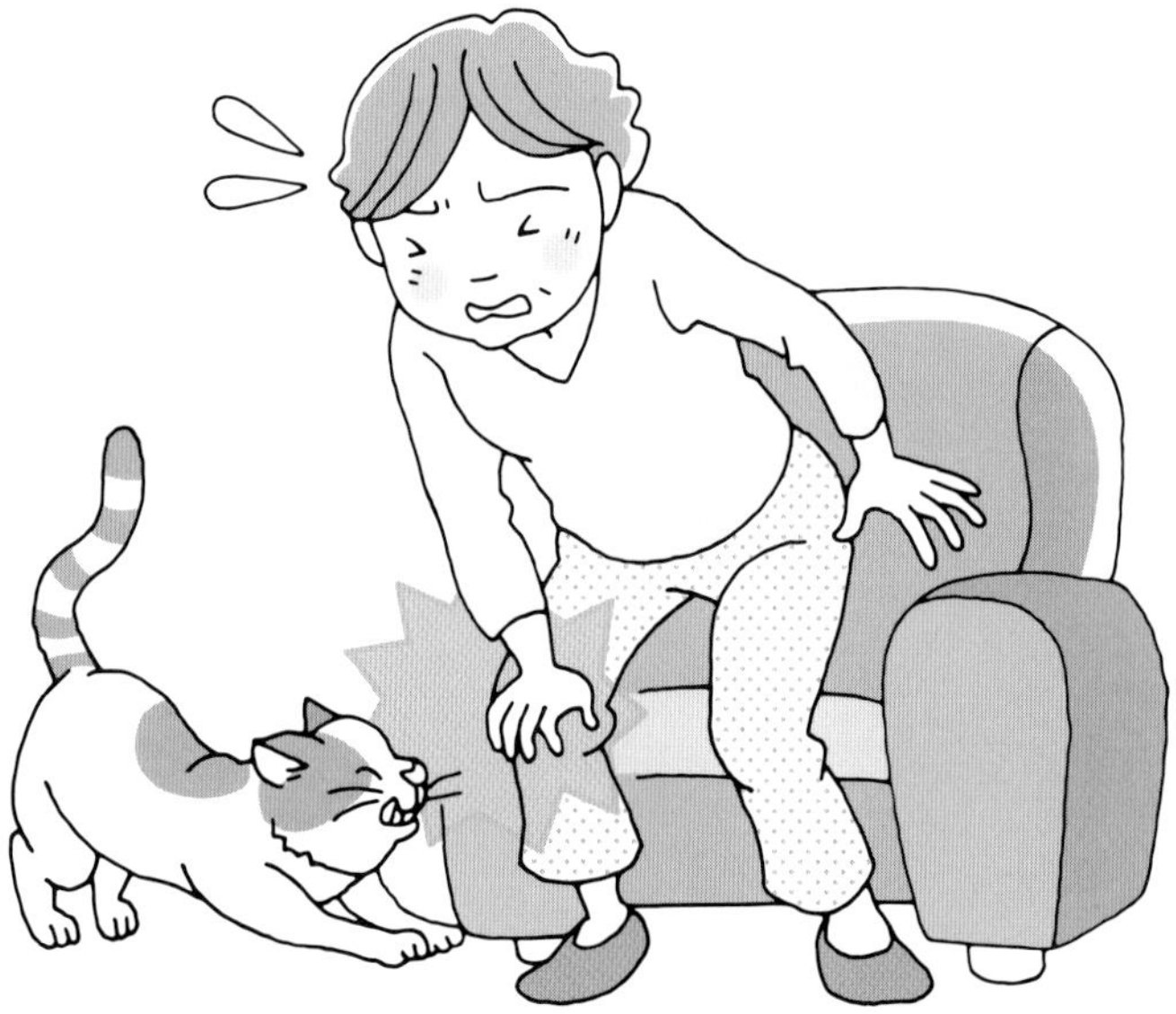

ひざ痛の改善には、毎日のリハビリが大切。ところが「できることを十分行っていない」方も多いのが実情です。また、関節の循環・クッション機能を担う「関節液」をよみがえらせるリハビリも重視すべきです。

関節液を復活させる「関節包矯正」

1 関節を広げて関節液を呼び込む

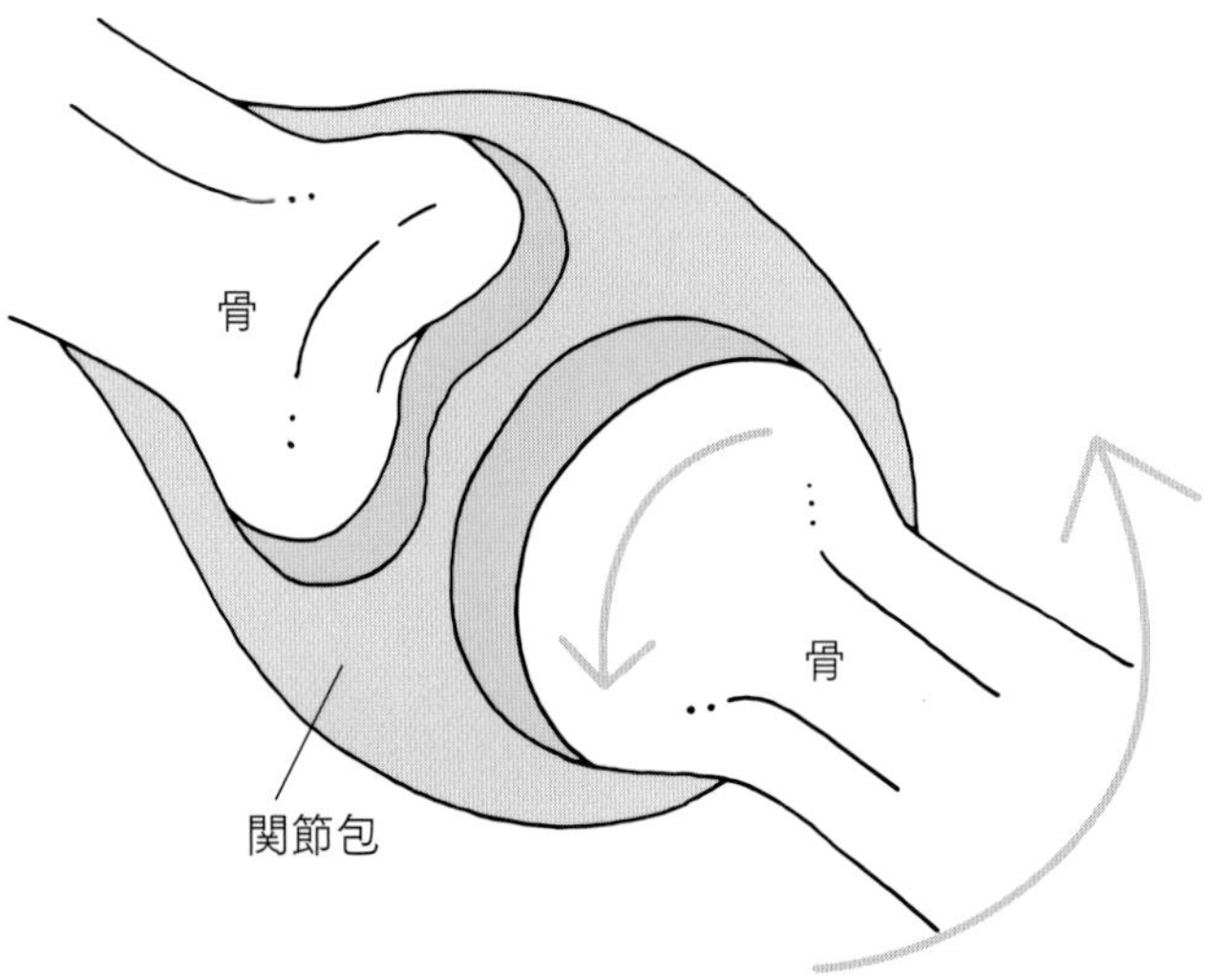

関節は関節包という袋の中で動いており、その中に満たされている関節液が、潤滑油の役割を果たしています。例えば変形性ひざ関節症が進行すると、骨と骨との隙間が狭まって関節液が枯渇《こかつ》してしまいます。これを改善するために、関節包内の骨の隙間を広げる体操を行い、関節液を増やしていくのです。

2 ひざ関節液よみがえり体操で使うもの

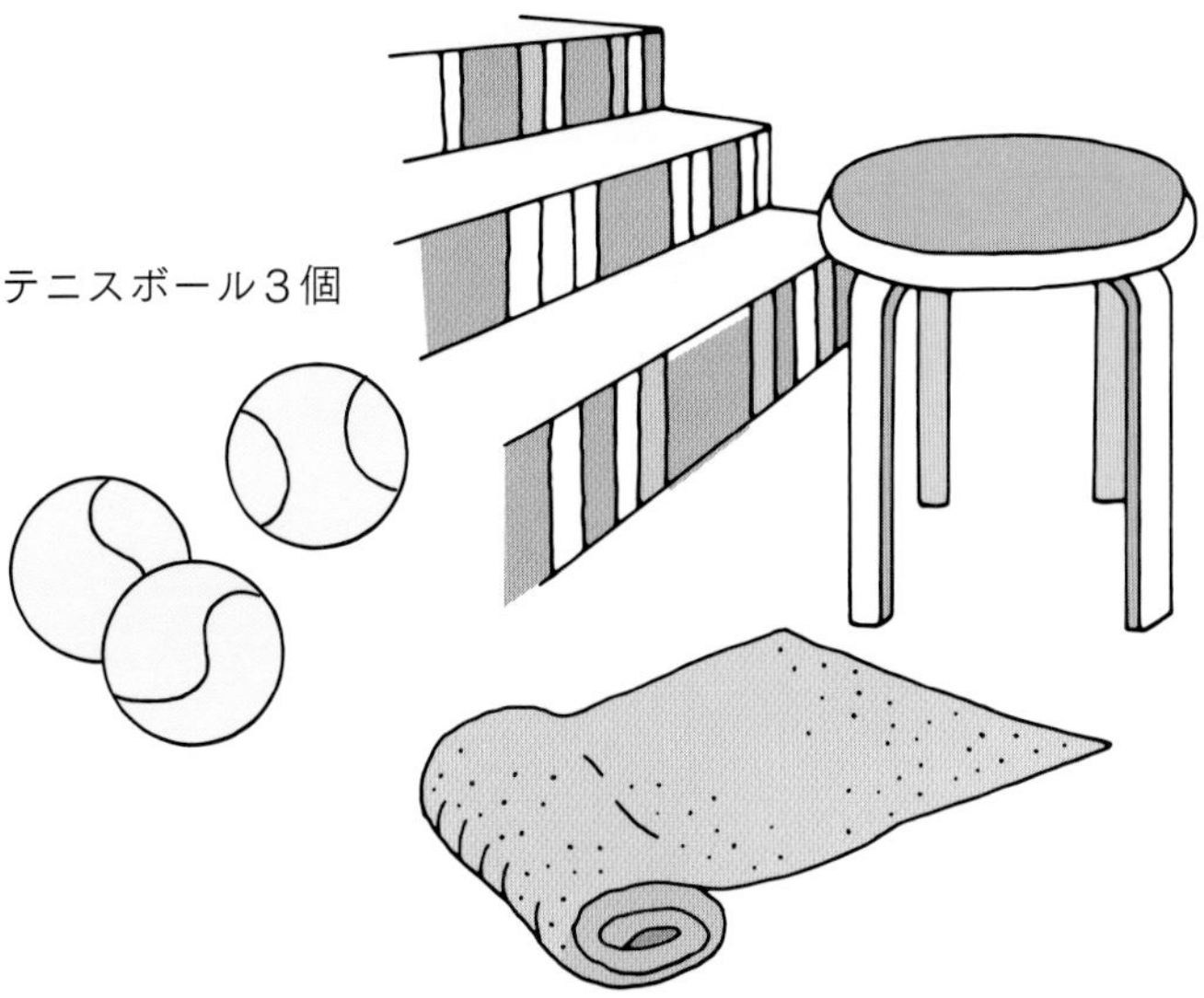

「ひざ関節液よみがえり体操」では、いくつかの道具を使用します。これらを事前に用意しておいてください。

- フェースタオルもしくは手ぬぐい
- 硬式テニスボール（できれば3個）
- イス、平台、階段などの段差

ひざ押し体操

あらゆるひざ痛に有効な基本のストレッチです。しっかり力を入れて押すのがコツです。

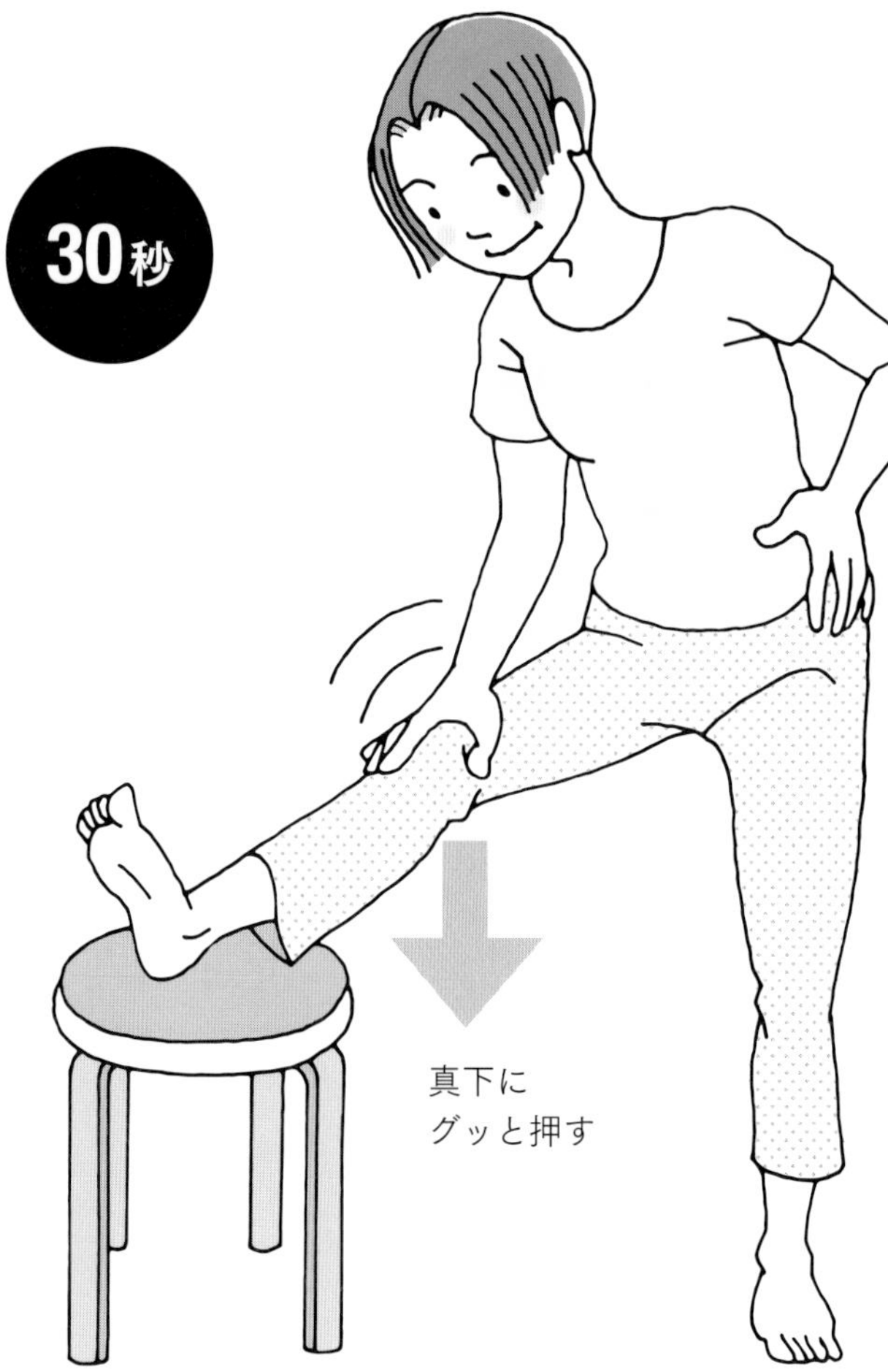
30秒
真下に
グッと押す

1　かかとをイスの上にのせる

立った姿勢で、痛むほうの脚のかかとをイスの上にのせます。

2　手で真下に押し込む

ひざをまっすぐに伸ばし、右脚なら右手でひざのお皿より少し上をもち、真下に押し込みます。脚の力は抜いてください。左右1回ずつ30秒で1セット。1日2～3セット行います。

1日 2~3 セット

ひざのテニスボールストレッチ

狭まったひざ関節の内部の、骨と骨との隙間を広げ、関節液をよみがえらせる体操です。

30秒キープ

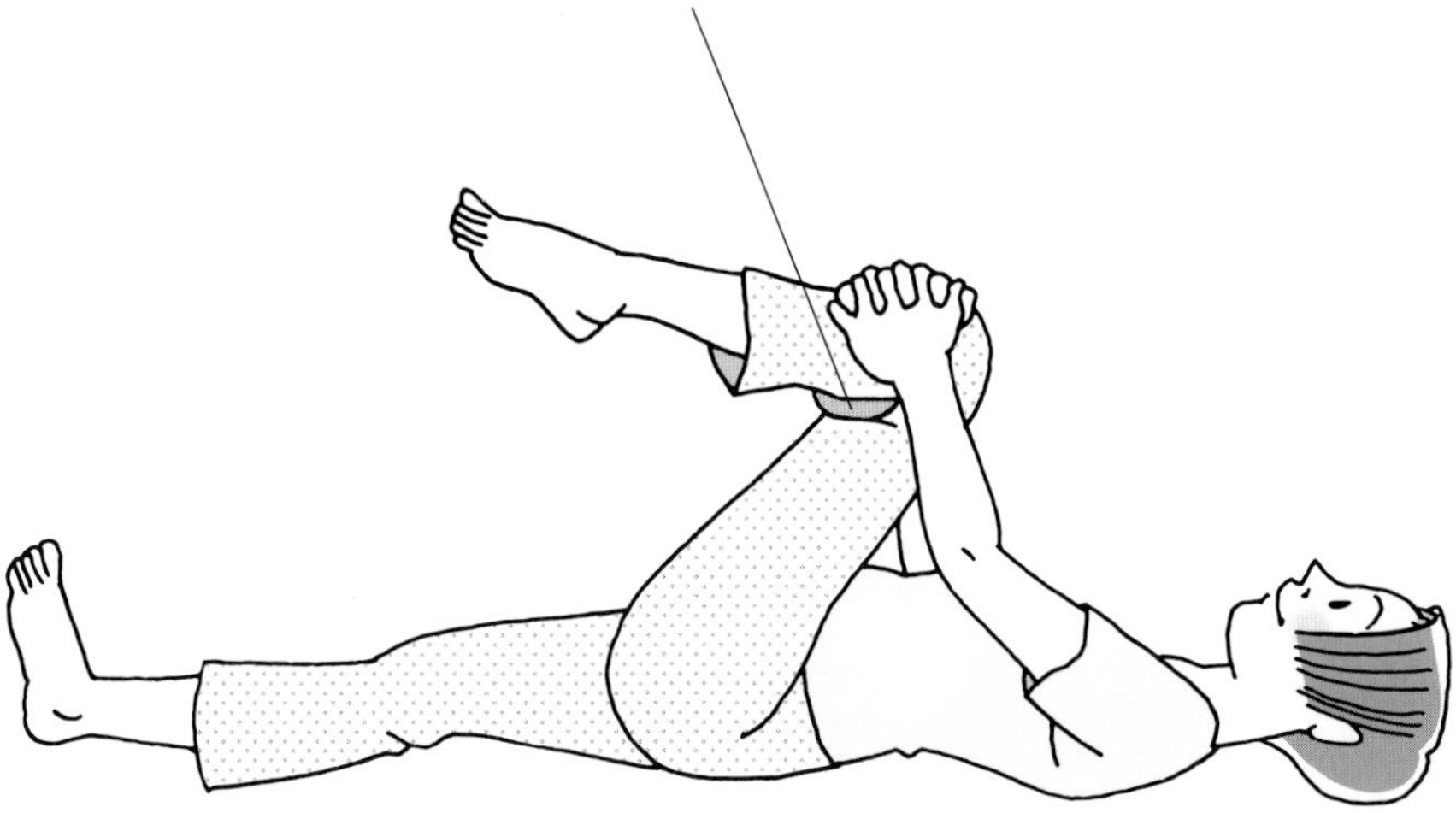
テニスボールを
ひざ裏の中央にあててはさむ

1 テニスボールをひざの裏側の中央に

床に座った姿勢で、テニスボールをひざの裏側の中央にあててはさみます。

2 ひざを曲げる

はさんだ脚のすねを両手で押さえてひざを曲げ、そのまま仰向けになります。ひざをしっかり曲げた状態を30秒キープ。左右で1日1～3回。

1日 1~3回

お皿まわし体操

ひざのお皿を回す体操です。ひざ関節内のスペースが広がり、可動域も広がり、関節液の循環が促されます。

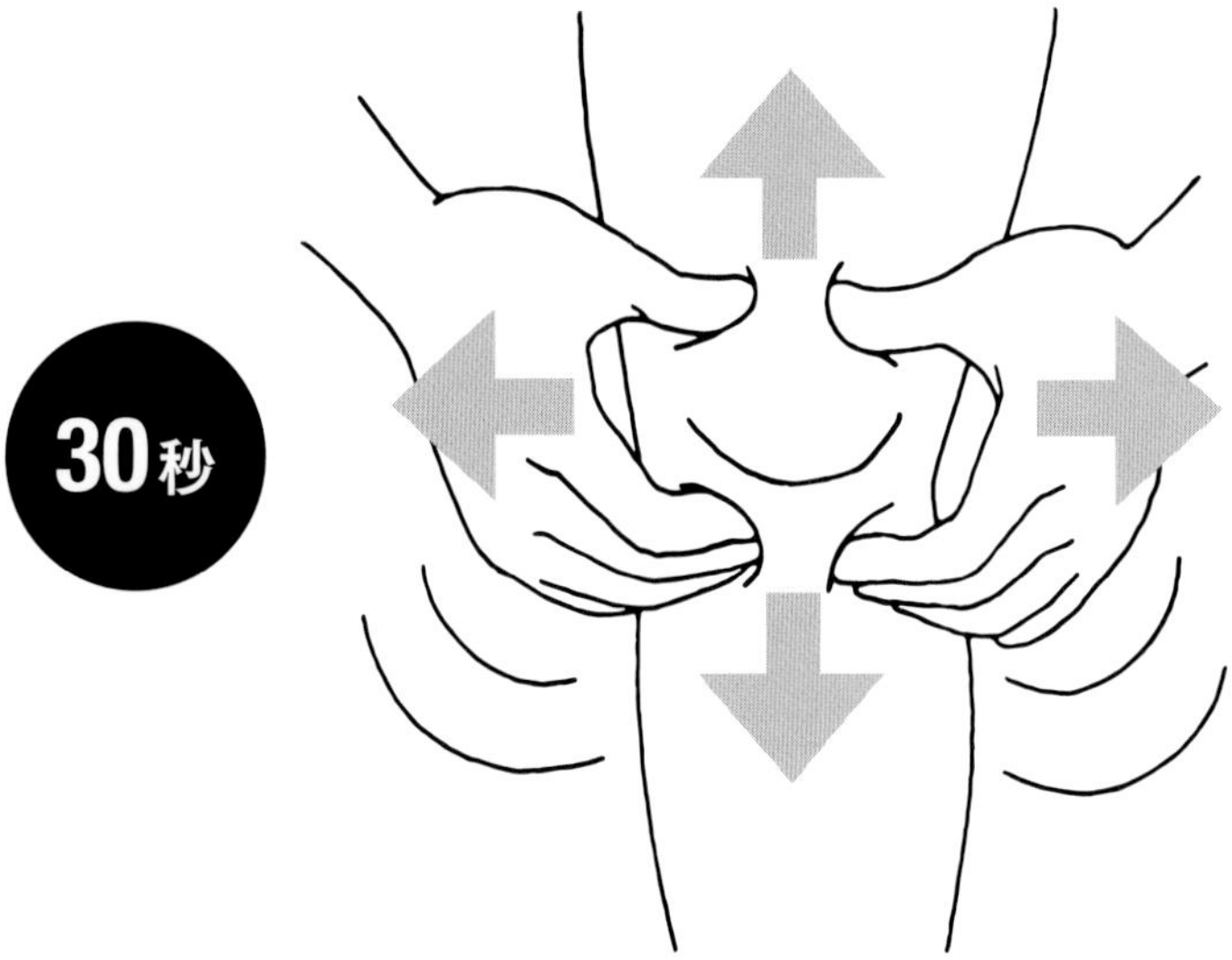

1 ひざのお皿を動かす

脚の力を抜き、ひざを立てて床に座ります。両手の人差し指と親指でお皿をはさんで、前後左右に30秒間動かします。

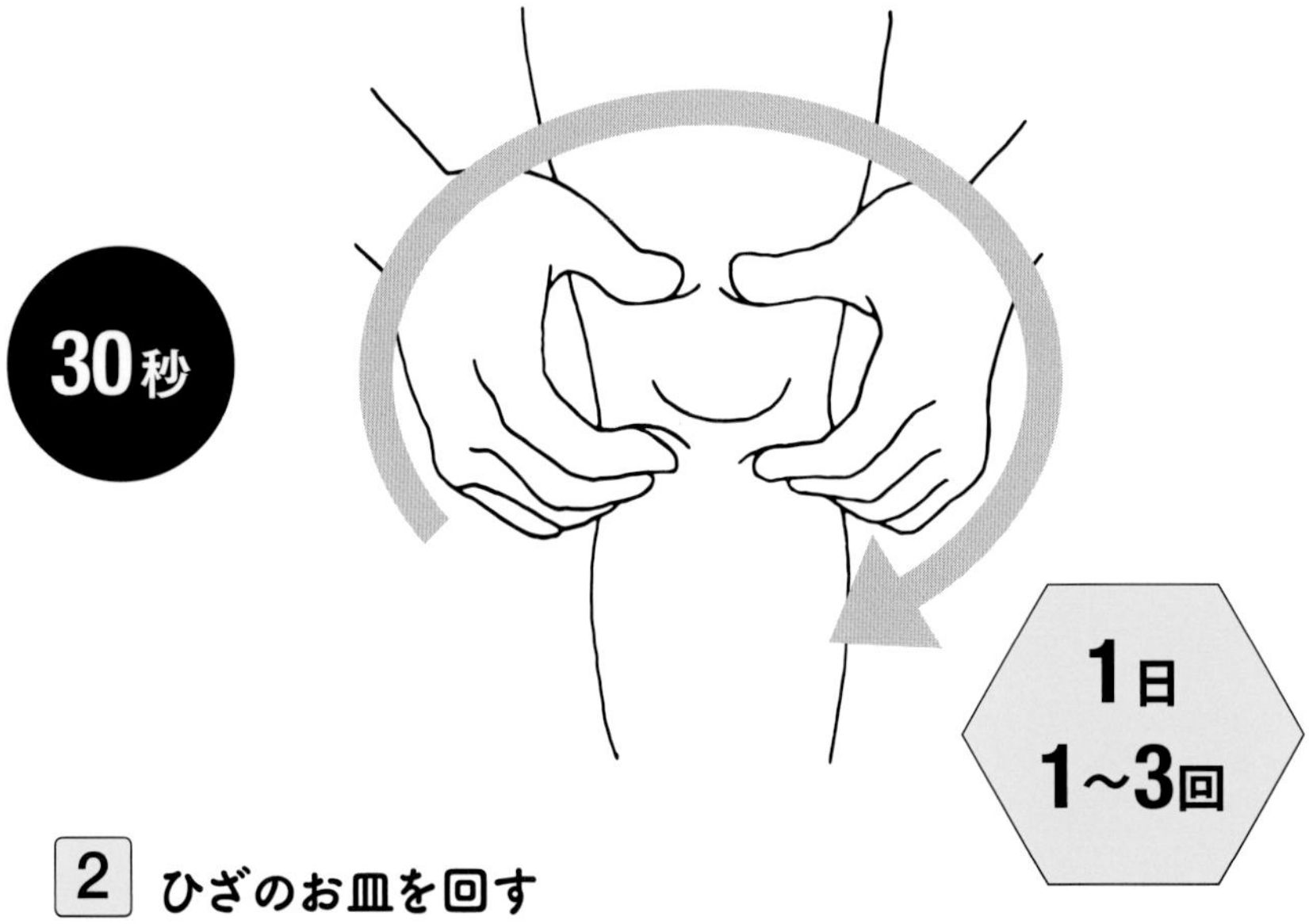

2 ひざのお皿を回す

お皿をグルグルと30秒間回します。お皿を上に引っ張り上げるのも有効です。左右とも。1日1～3回。

アヒル座り体操

アヒル座りでひざ関節の内部を広げていきます。O《オー》脚を改善し、関節液がよみがえる効果が期待できます。

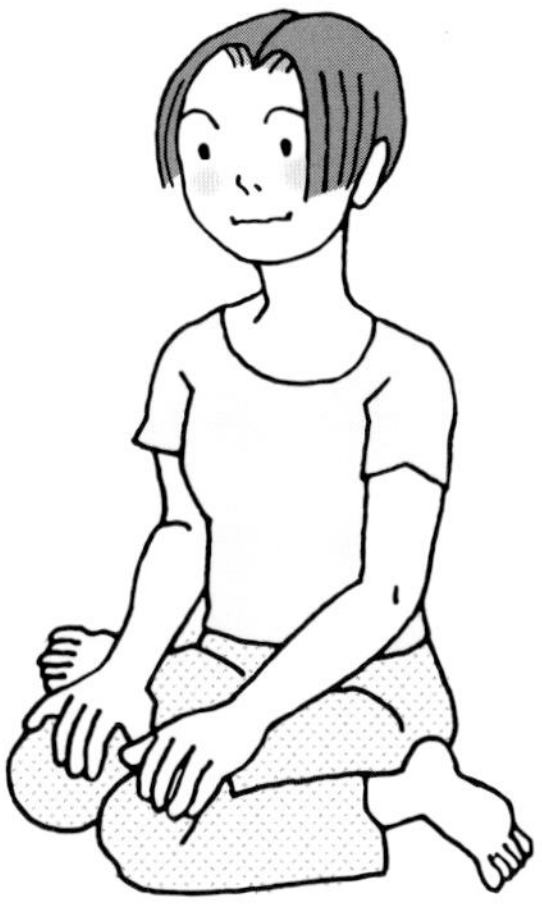

1　アヒル座りをする

アヒル座りをして、背筋をピンと伸ばします。ひざ関節の外側に力が加わり、ひざの内側が広がっていきます。

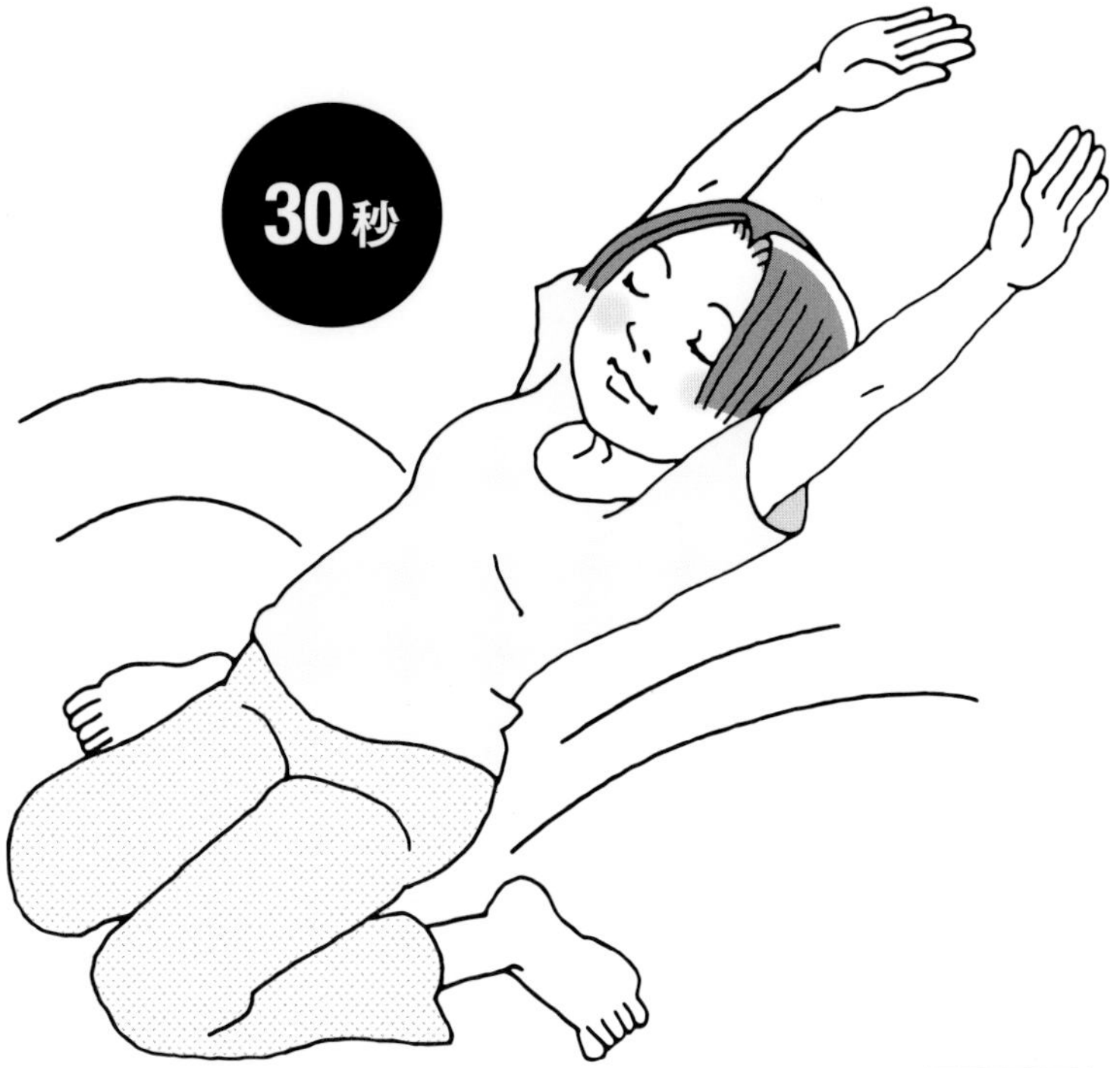

2　上半身を後ろに倒す

そのまま上半身を後ろに倒すと、ひざ関節がさらに広がります。1回30秒、1日2～3回。

1日 2~3回

靴ひも結び体操

本来は脊《せき》柱《ちゅう》管《かん》狭《きょう》窄《さく》症《しょう》のための体操ですが、ひざ痛の改善にも効果が期待できます。

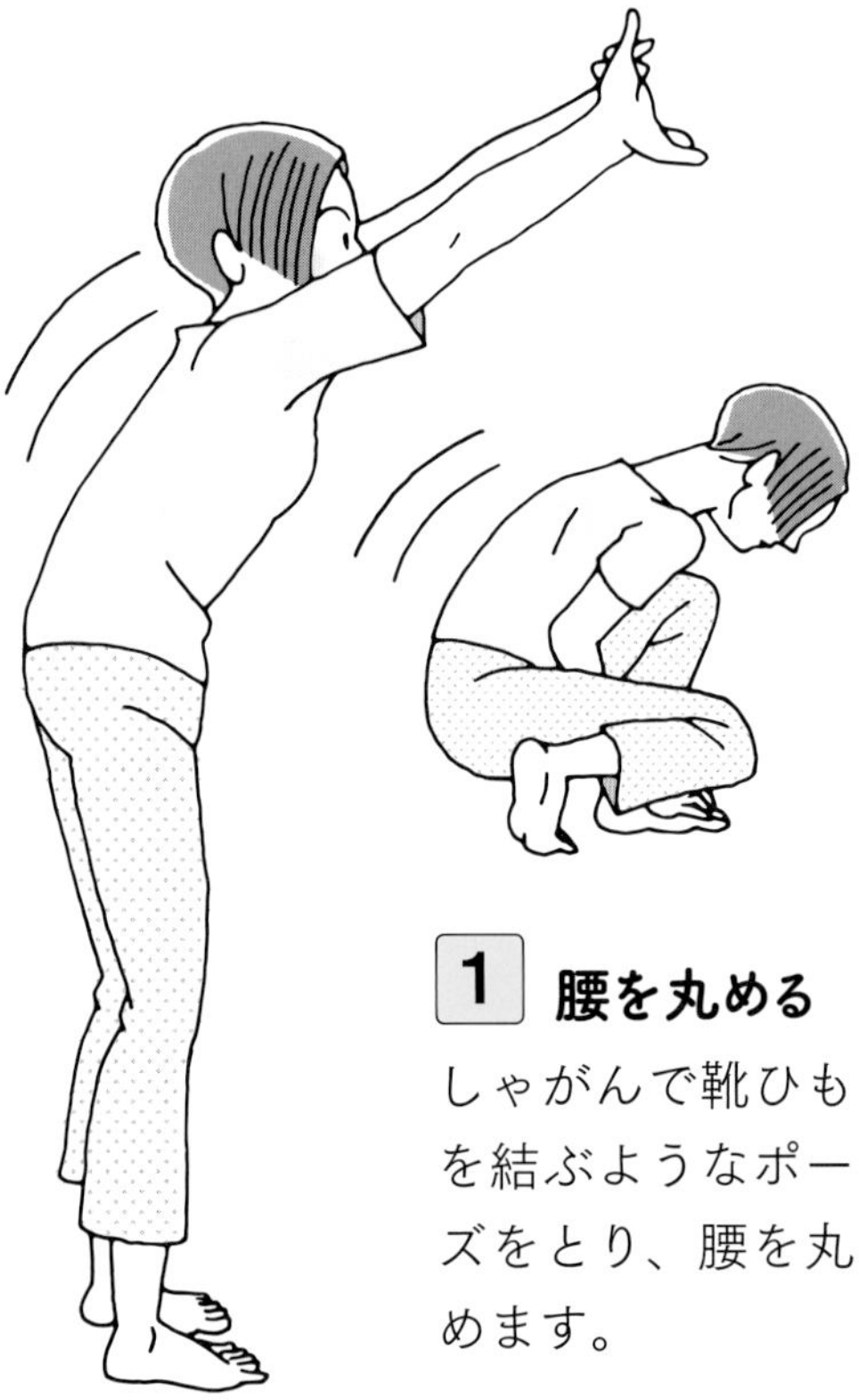

1 腰を丸める

しゃがんで靴ひもを結ぶようなポーズをとり、腰を丸めます。

2 斜め前に伸びる

ゆっくりと立ち上がり、足をそろえて両手を組んで斜め前45度の方向に伸ばしながら背伸びをします。これを2～3回繰り返します。足腰のしびれの改善にも役立ちます。

2~3回 繰り返す

腓腹筋ストレッチ

長時間ひざを曲げて収縮した、ふくらはぎの腓《ひ》腹《ふく》筋《きん》を伸ばす体操。坐骨神経痛の改善にもつながります。

1日 2~3回

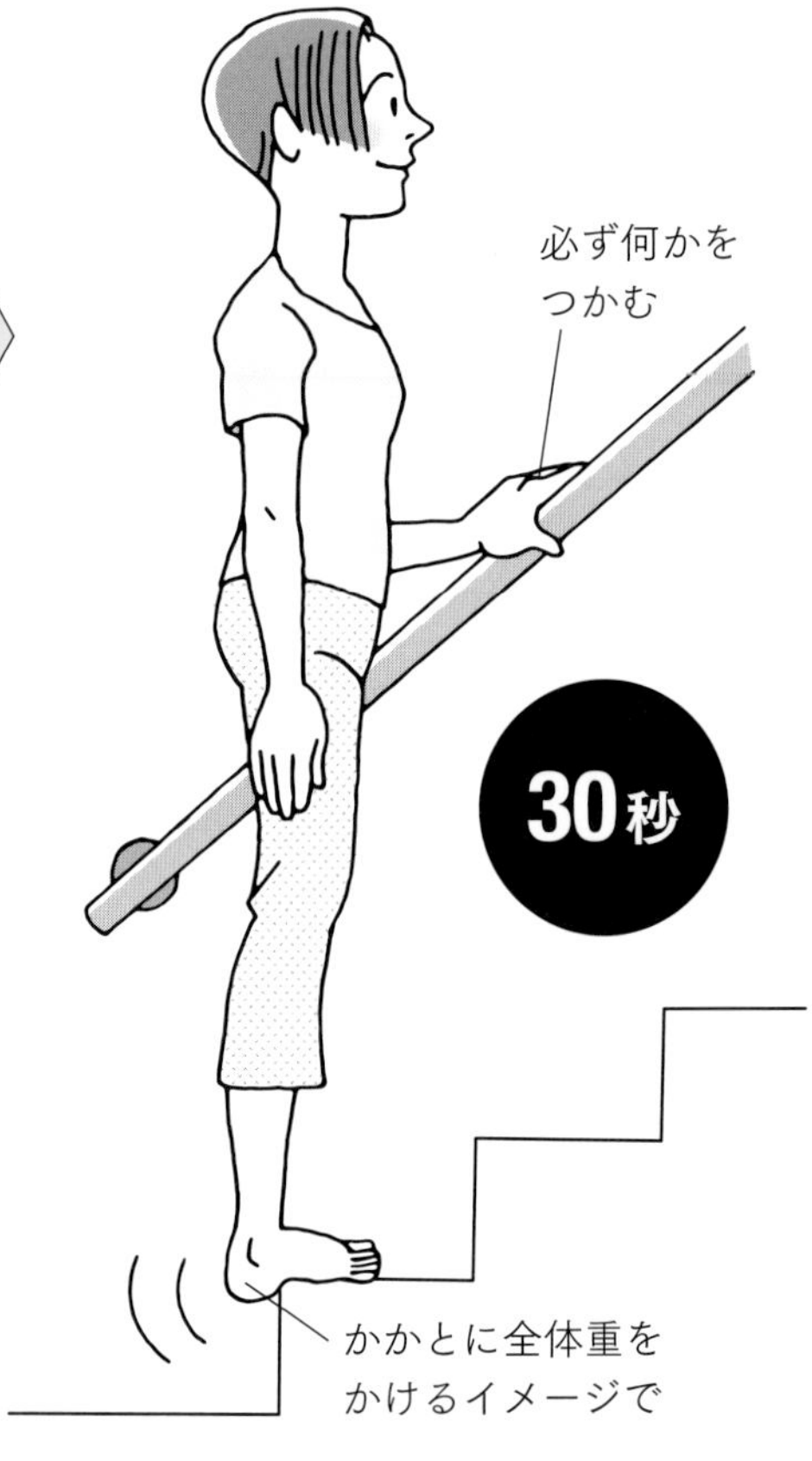
必ず何かをつかむ
30秒
かかとに全体重をかけるイメージで

階段など段差がある場所の端に立ち、かかとに全体重をかけるイメージで、ふくらはぎとアキレス腱を伸ばします。転倒を防ぐため、必ず何かにつかまってください。1回30秒程度、1日2～3回行います。

お風呂で曲げ伸ばし体操

浴槽の中でひざが温まった状態で行う体操です。痛みを軽減しながら、関節液をよみがえらせていきます。

1 ひざをまっすぐに伸ばす

10分くらいつかって身体を温めてから、ひざをまっすぐに伸ばします。左右の手でひざの少し上を押さえ、30秒キープ。

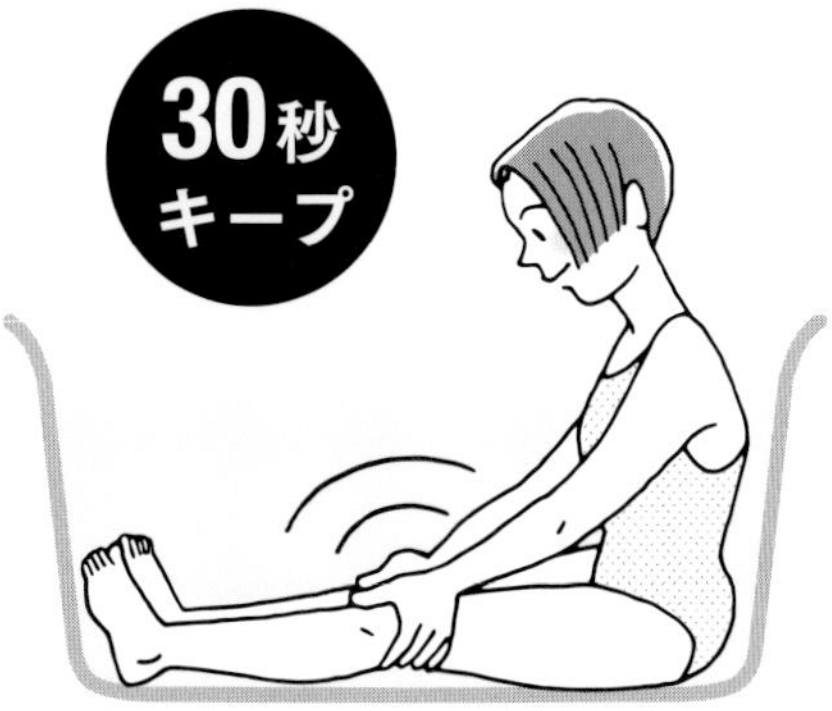

2 ひざを折り曲げる

三角座りのようにひざを折り曲げ、両手ですねの下を抱えて引き寄せ、限界までひざ関節を曲げてください。そのまま30秒キープ。

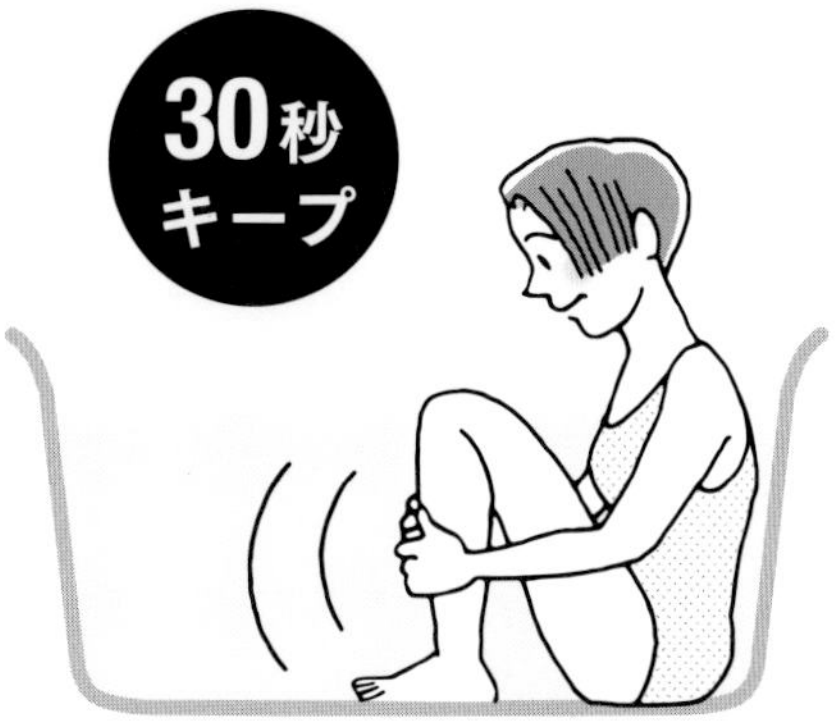

3 片方ずつ伸ばす

浴槽の中で立ち上がり、ひざを片方ずつ伸ばして手で押し込みます。左右30秒ずつ。
お湯はぬるめで、転倒に注意してください。

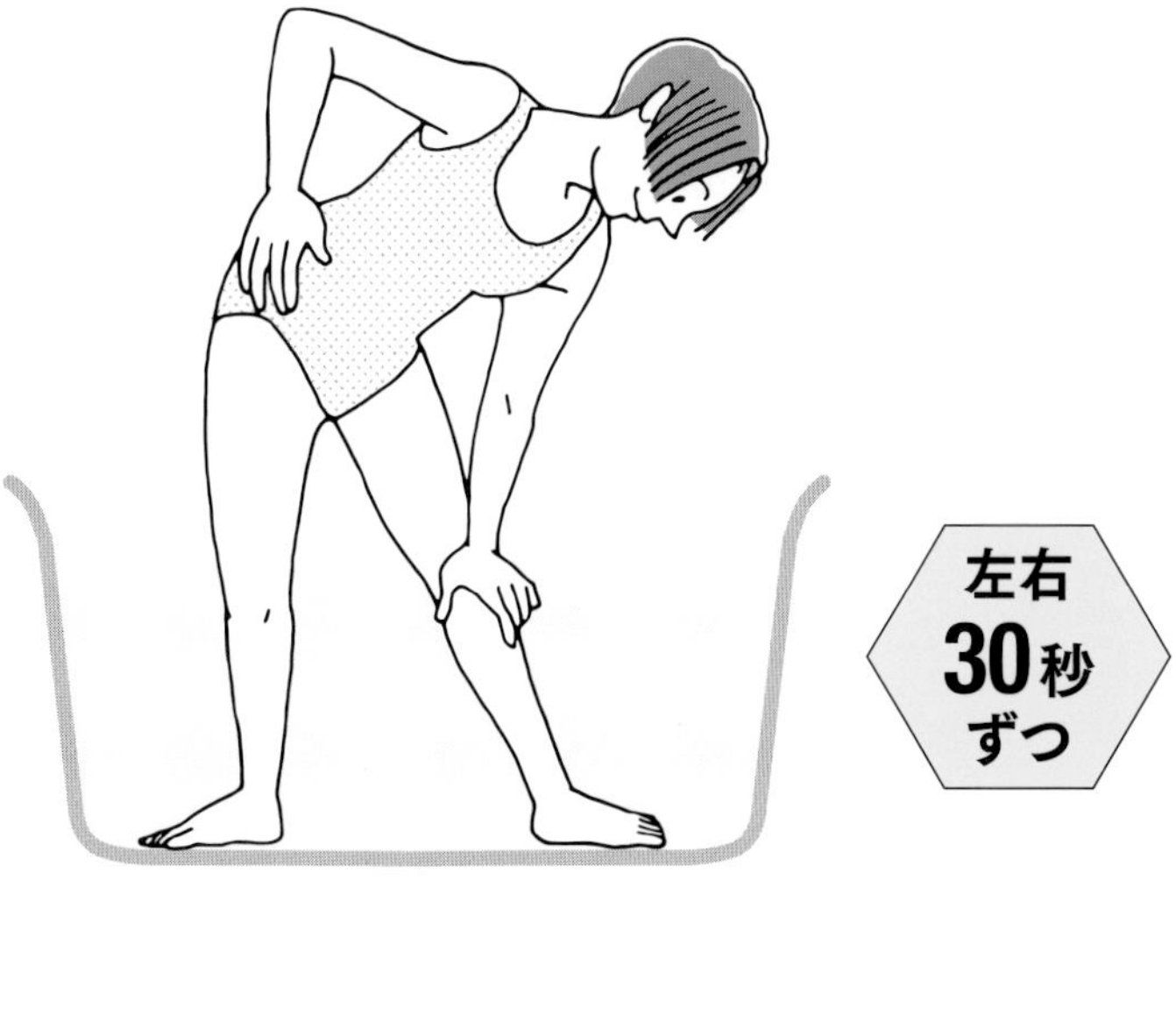

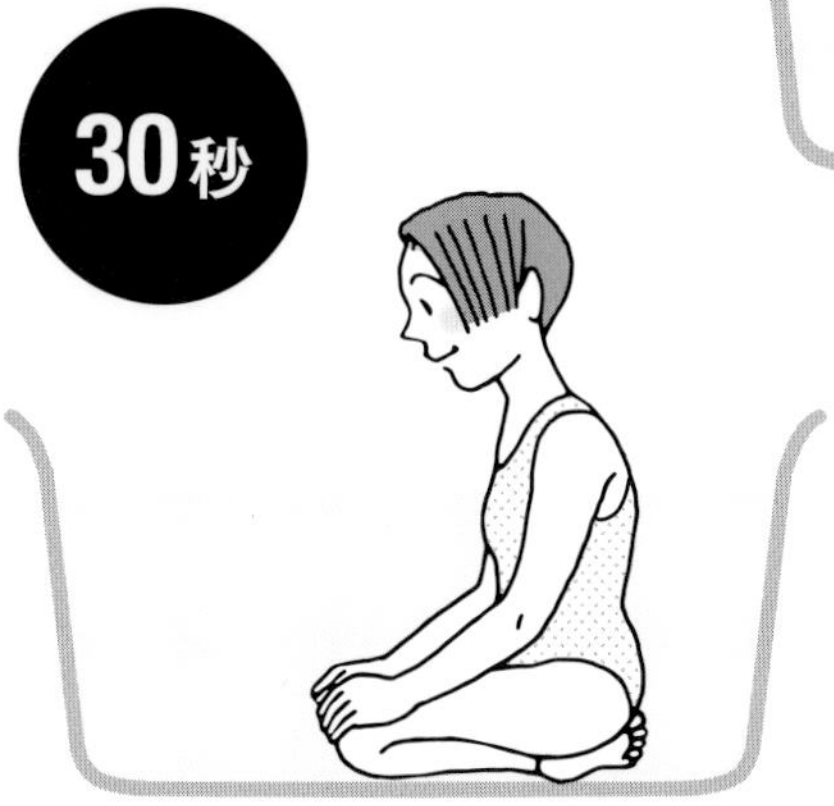

可能なら正座にも挑戦してみましょう。可動域を広げるのに効果的です。30秒行ったあとはひざをゆるめます。

タオル引っ張り体操

タオルを使ってひざを伸ばすとともに、ふくらはぎの筋肉をリフレッシュする体操です。

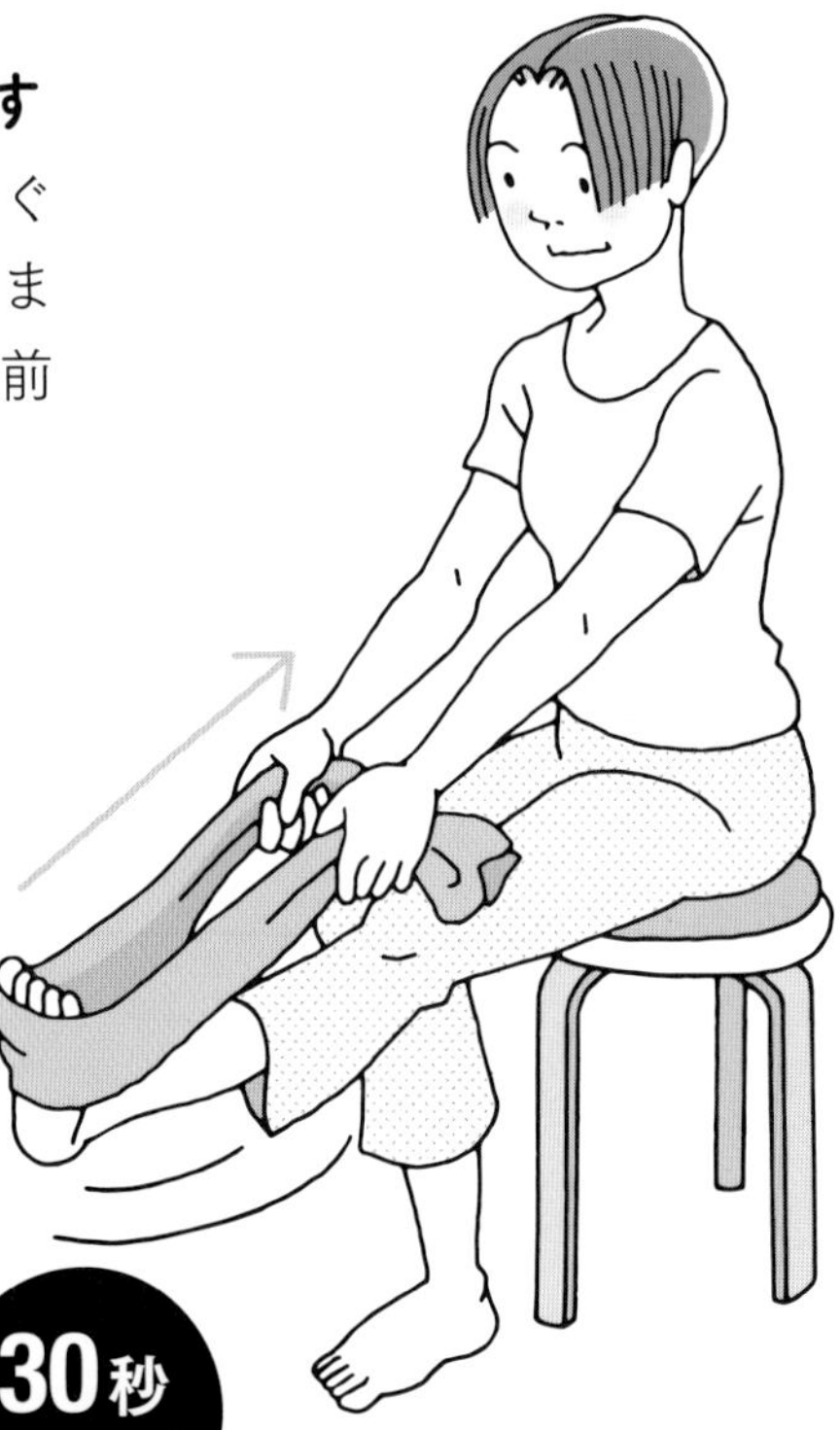

1 ひざをまっすぐに伸ばす

イスに座り、タオルか手ぬぐいの両端をもって、足のつま先近くに引っ掛け、ひざを前方にまっすぐ伸ばします。

2 タオルを引き寄せる

タオルを引き寄せて30秒キープ。足首から先を左右に傾けないよう注意。左右で1日1～3回。

左右で1日 1～3回

30秒キープ

タオル縛り体操

O《オー》脚を矯正しながら、ひざ痛の軽減にもつながる体操です。ひざ関節を正常な位置に戻していきます。

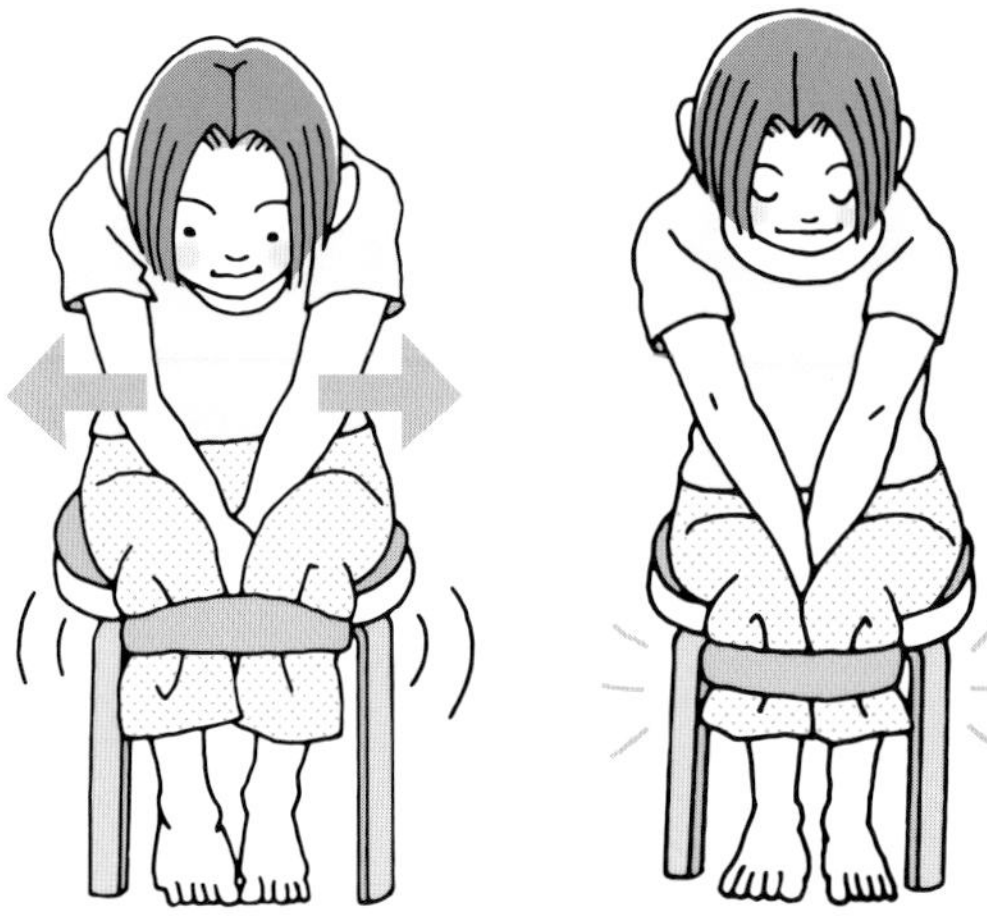

1 座って足を縛る

イスに座って両脚をそろえ、すねのあたりをタオルか手ぬぐいできつめに縛ります。

2 左右に広げる

両手を太ももの間に差し入れ、ひじまで押し込んだら、腕に力を入れて左右に広げます。2～3回で1セット、1日1～3セット行う。

1日 1～3セット

太もも伸ばし体操

ひざを長時間曲げて、収縮しっぱなしだった大腿四頭筋を気持ちよく伸ばす体操です。転倒に注意。

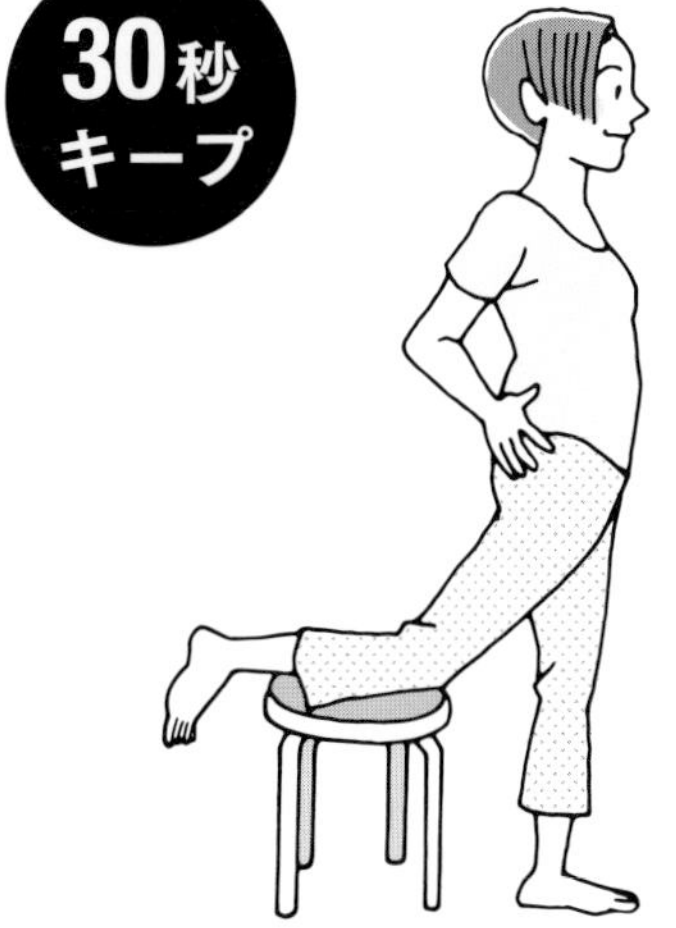

1 **ひざ下をイスの上にのせる**

イスを背にして立ち、片脚を後ろにそらせてひざ下をイスの上にのせます。

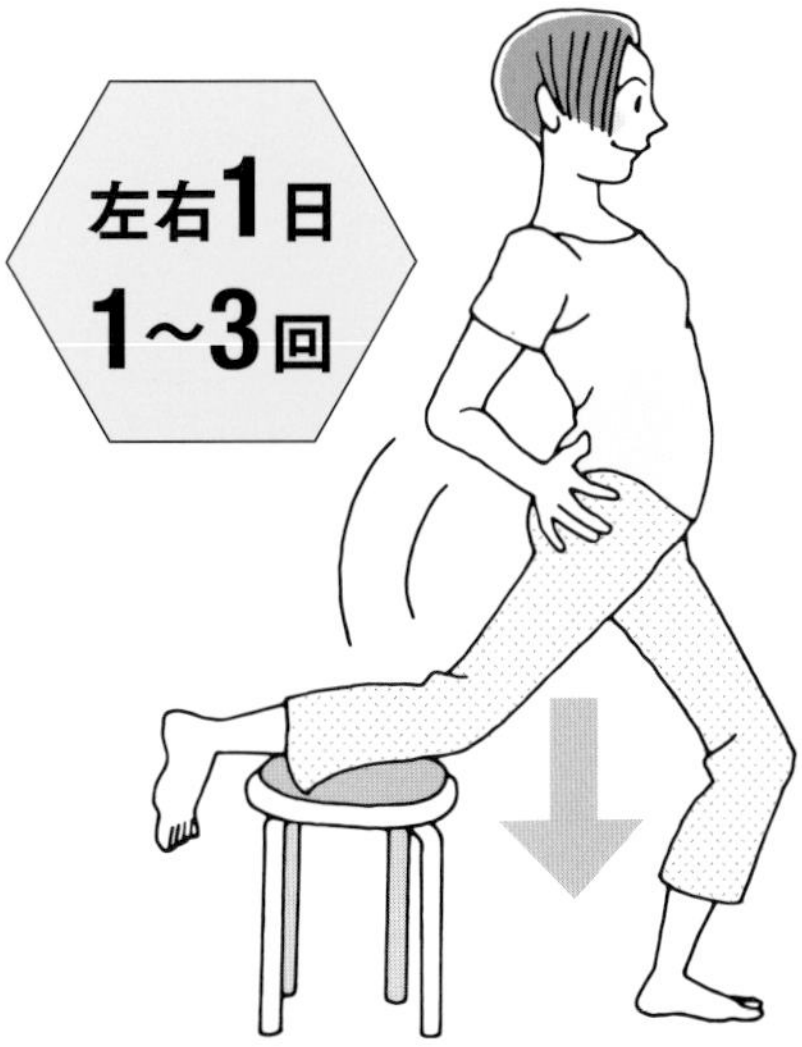

2 **腰を落とす**

のせた脚はリラックスし、腰に両手をあてて前方に押しながら、もう一方の脚を軽く曲げ、腰を落として30秒キープ。左右とも。1日1～3回。

斜め45度プッシュ

ひざ痛の原因になる固まった仙腸《せんちょう》関節（55ページ）をゆるめる体操です。ひざを伸ばす効果もあります。

1 **斜め45度に伸ばす**

斜め後ろにイスを置き、上半身の軸に対して斜め45度の方向に片脚を伸ばし、足をイスにのせます。

2 **斜め45度の方向に押す**

右脚なら右手を腰の右側にあてがい、左斜め45度の方向に押して30秒キープ。左右5回で1セット。1日に1～3セット行います。

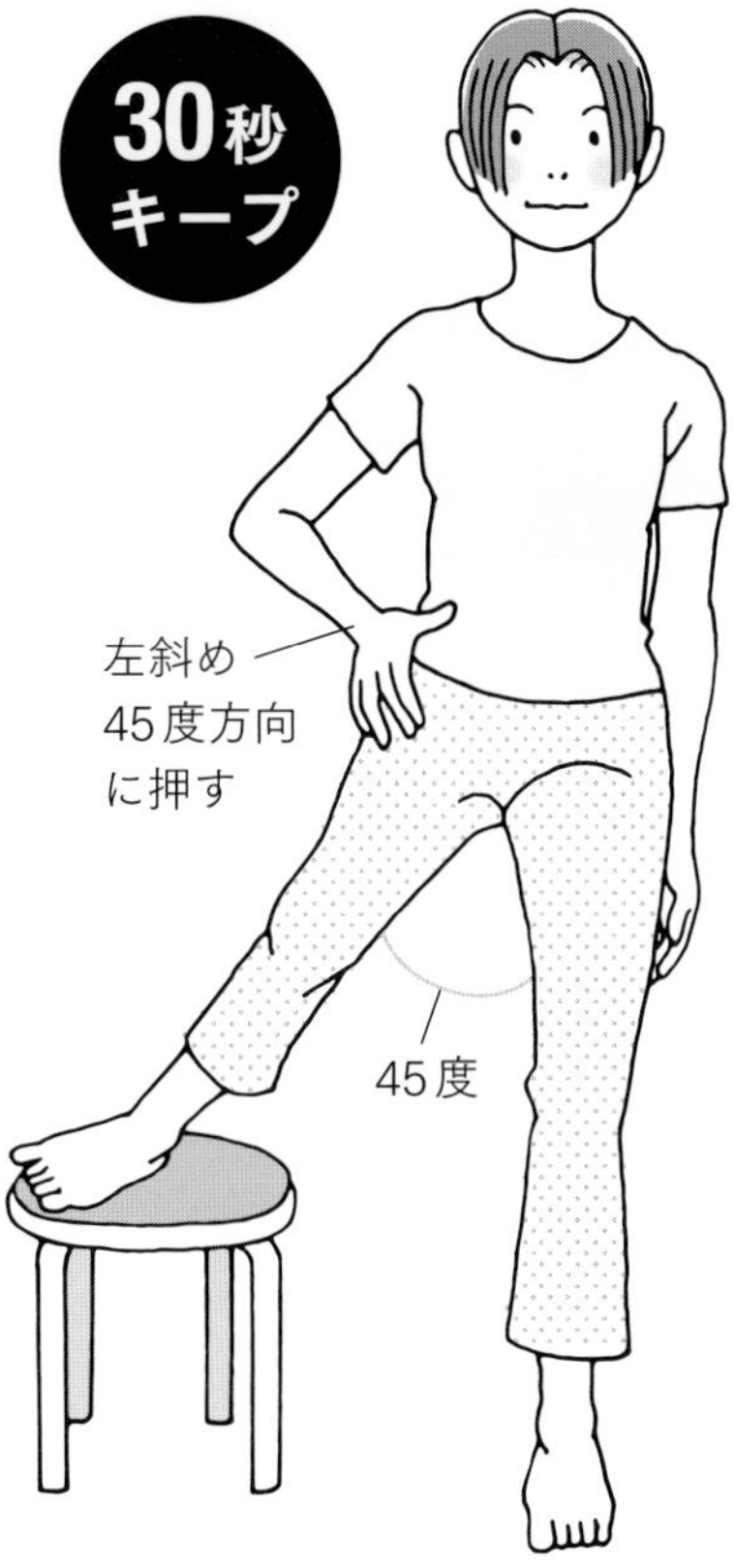

左右で1日
1~3セット

ネコ体操

ネコのように腰を丸めて脊柱管のスペースを広げる体操。腰の状態がよくなり、ひざの状態も改善します。

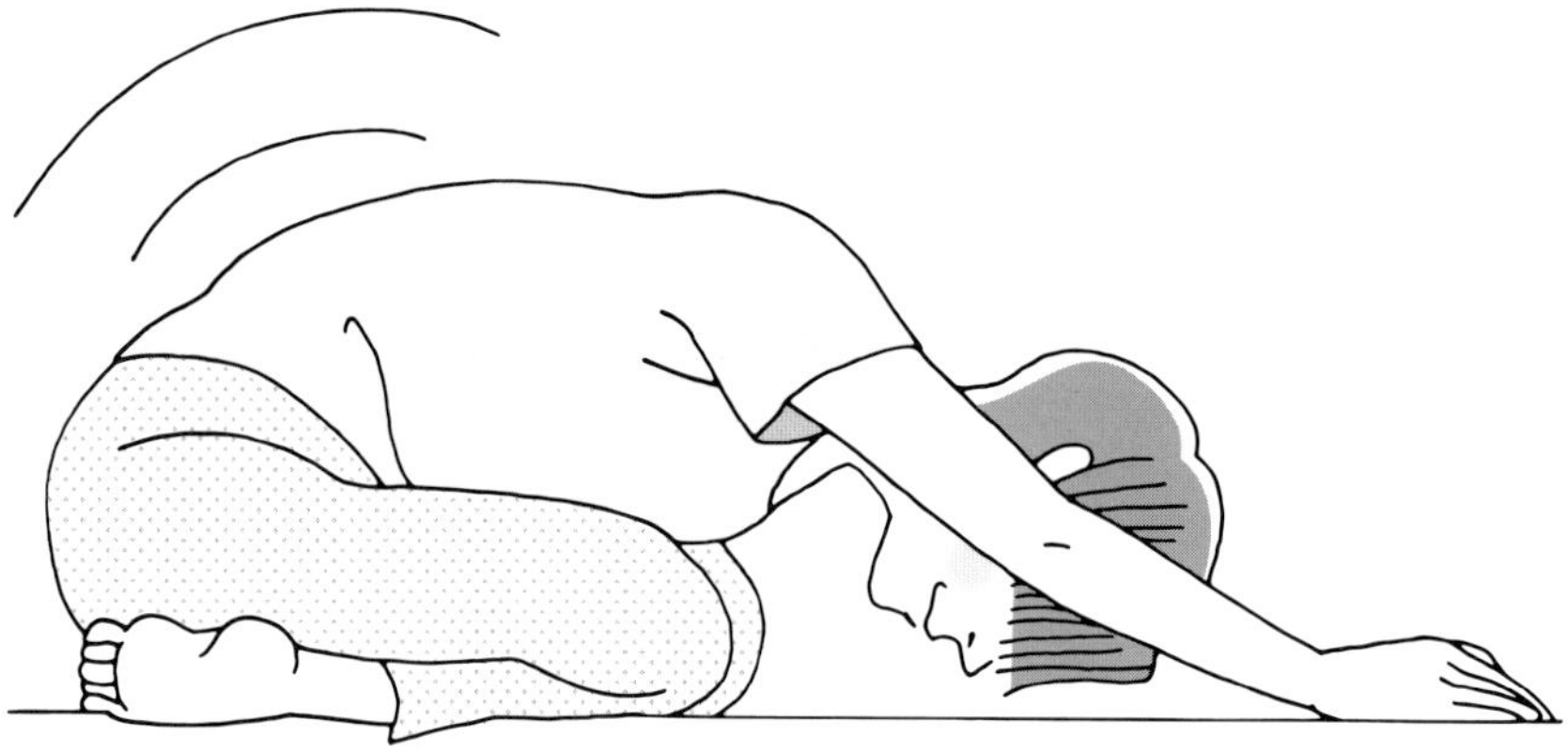

床に正座をしたら、両手を前に伸ばしながら上体を前に倒し、腰を丸めていきます。めいっぱい腰を丸めたところで静止し、1分キープ。1日3～5回。

1日 3~5回

1分 キープ

イメージ綱渡り

ひざの内側で、お皿をひざの内側に引っ張る筋肉を鍛える運動です。O《オー》脚・ひざ痛の改善につながります。

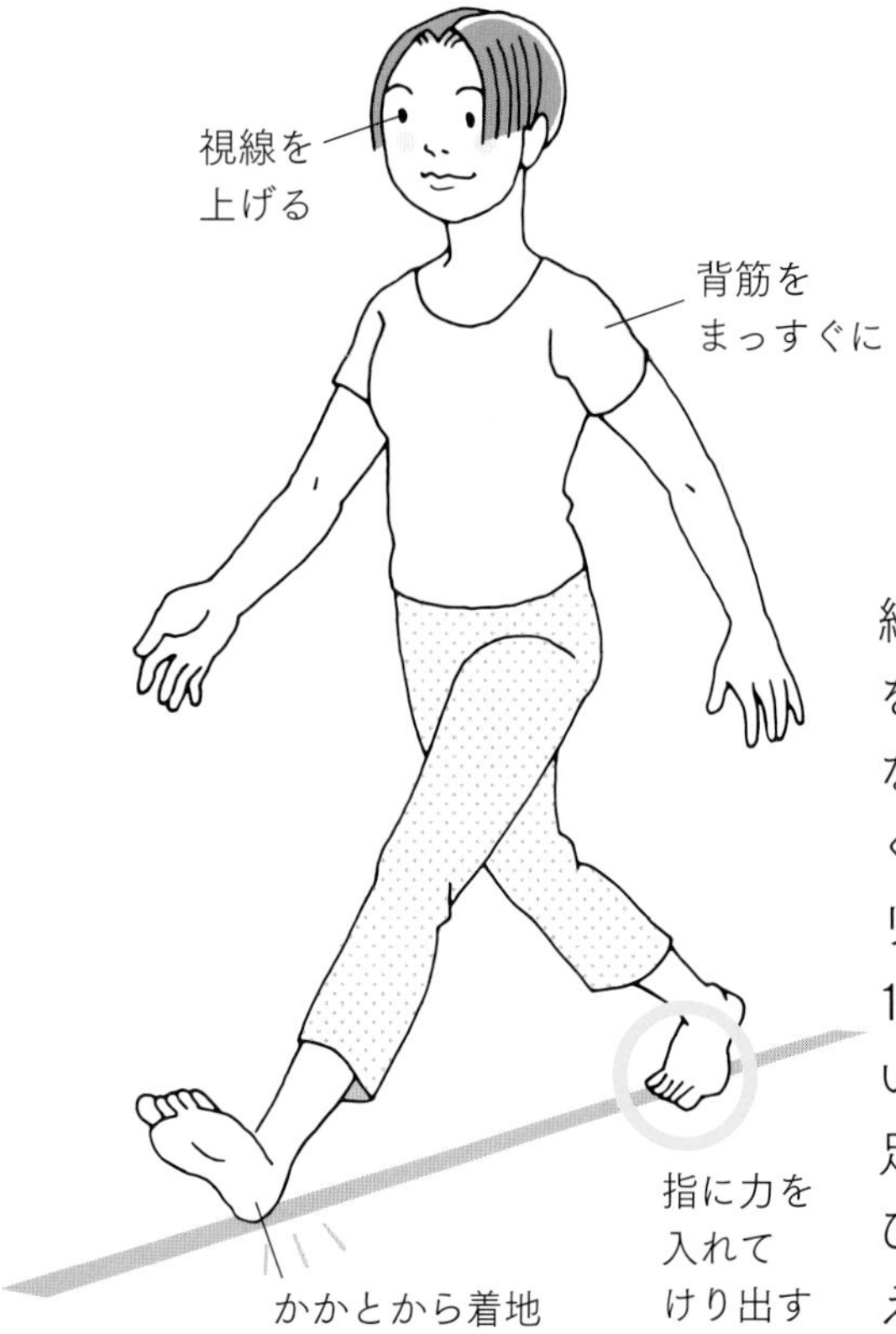
視線を上げる
背筋をまっすぐに
指に力を入れてけり出す
かかとから着地

綱渡りのロープの直線をイメージし、「落ちないつもり」でまっすぐに歩きます。フローリングの床があれば、1枚の板の上を歩くといいでしょう。自然と足の親指が意識され、ひざの内側の筋力が鍛えられていきます。

足裏テニスボールつぶし体操

足の裏の、親指の付け根から小指の付け根にかけての「横のアーチ」を復活させる体操です。

フローリングなど硬めの床に立ち、床に置いたテニスボールを、土踏まずとつま先の間あたりで踏みます。足の裏に体重をかけ、テニスボールをつぶして30秒キープ。左右とも。転ばないようにイスなどに手を添えましょう。

テニスボールを土踏まずの上部分に
イスか壁に手を添える
足の指を曲げ思い切りボールをつぶすように

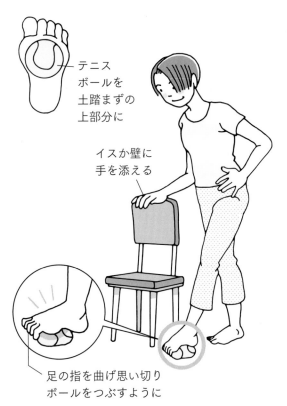

30秒キープ

腰のテニスボールストレッチ

骨盤の仙腸関節をほぐすストレッチです。腰痛が改善すれば、ひざ痛の改善にもつながります。

ガムテープで2個のテニスボールをくっつけます。お尻の割れ目の上の出っ張りに握りこぶしをあて、テニスボールをつかみます。仰向けに寝て握りこぶしを外し、1～3分キープ。1日1～3回。

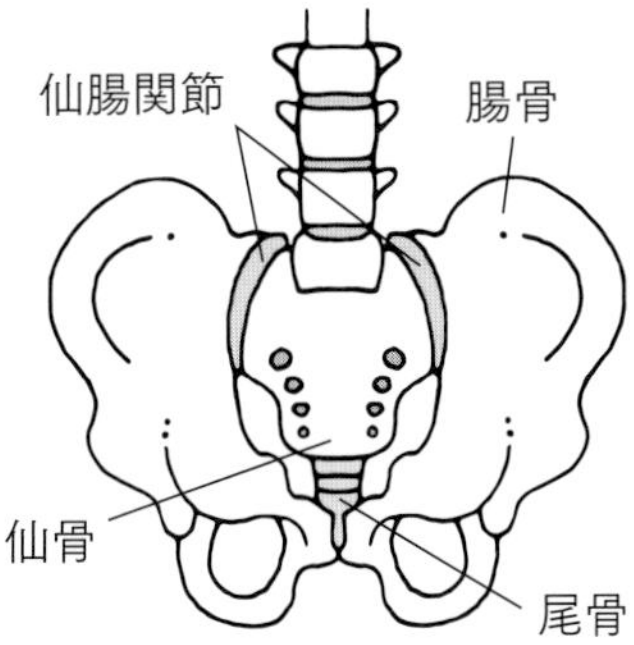
仙腸関節
腸骨
仙骨
尾骨

1日 1～3回

1～3分キープ

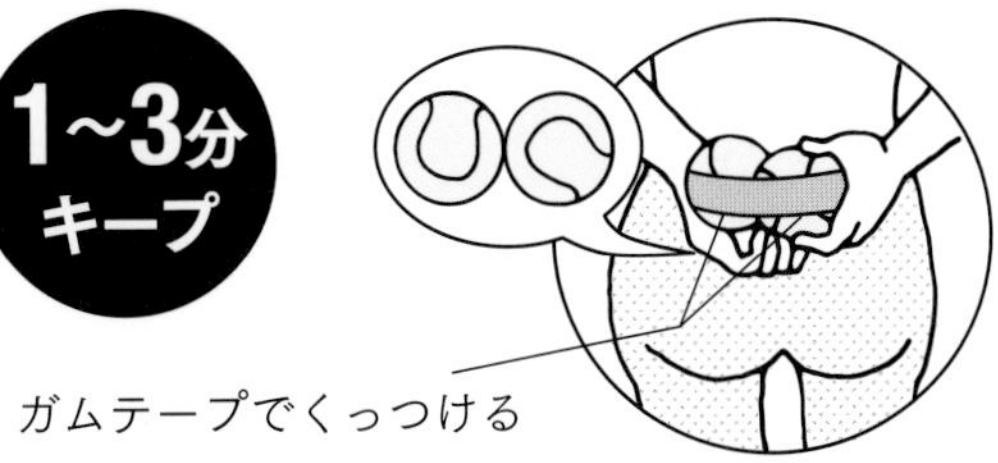
ガムテープでくっつける

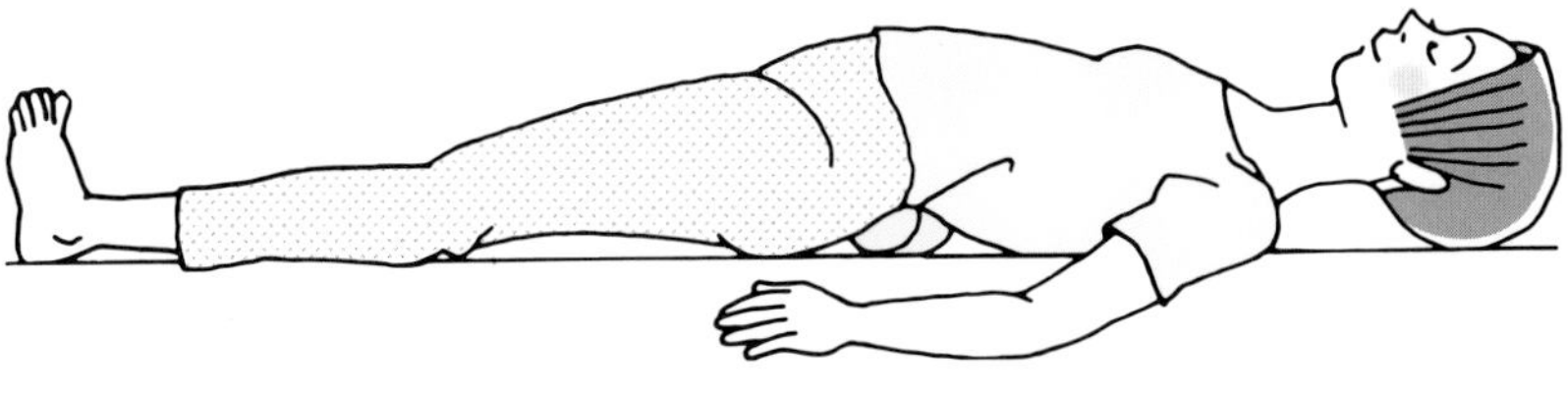

「ひざ痛」をやわらげる

生活改善のヒント

ここまでご紹介してきた運動療法に加えて、日々の生活を改善していくことで、さらにその効果を高めていくことができます。ここからは散歩や睡眠、食事、入浴などのアドバイスです。ぜひ参考になさってください。

ウォーキング

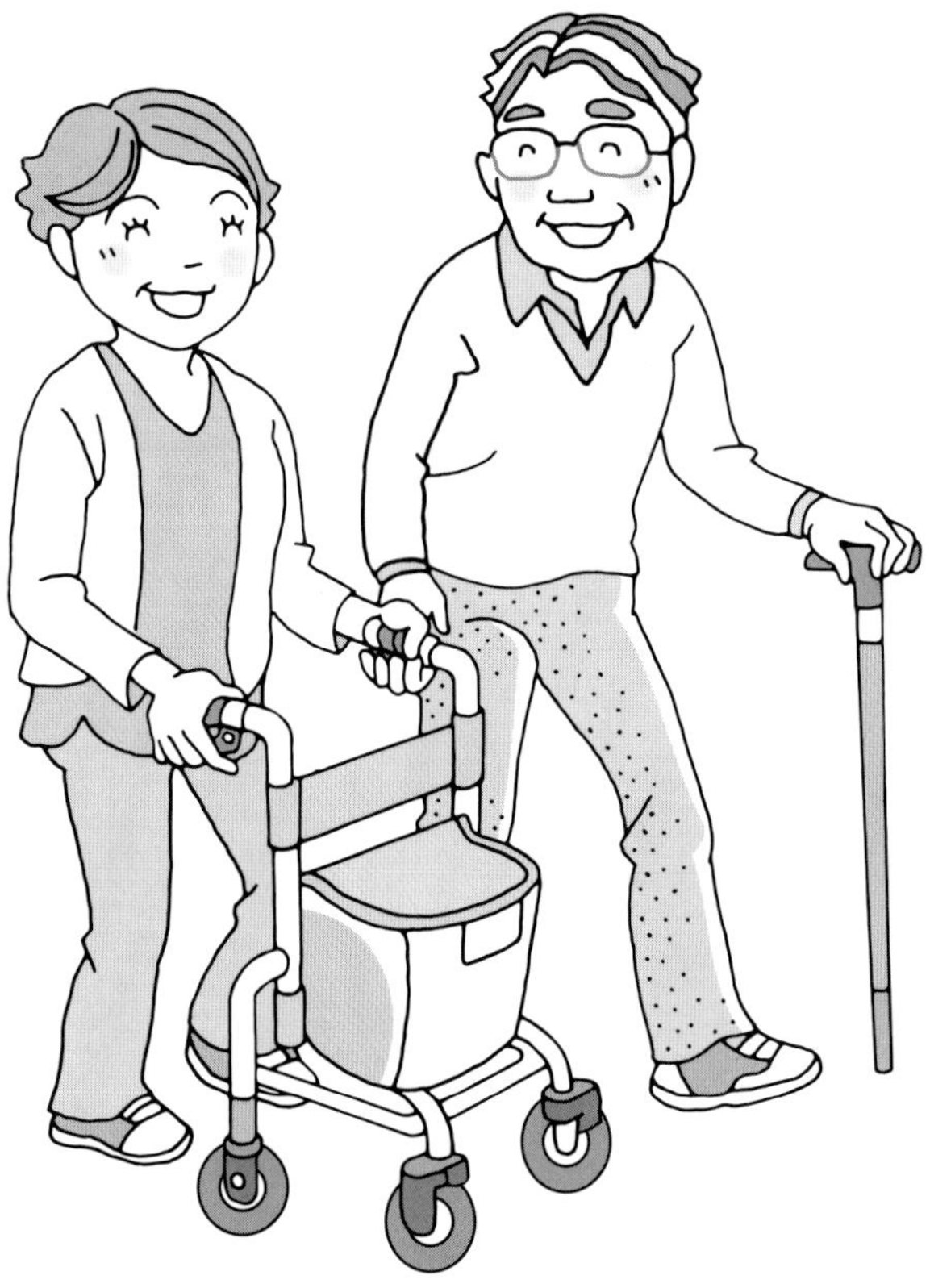

- 健康を維持するためには、どんな形でもかまわないので、とにかく少しずつでも「歩く」習慣をつけることが大切です。杖《つえ》やシルバーカートを使ってもいいので、できるだけ毎日歩くようにしましょう。
- 歩くことで、左右の脚の「軽い曲げ伸ばし」を周期的に繰り返すことになります。
- その結果、脚の血行が促進され、運動能力の維持にもつながります。
- 足腰の関節に負荷がかかるため、関節包の中の関節液が軟骨に浸《し》み込み、栄養素や酸素を供給できます。

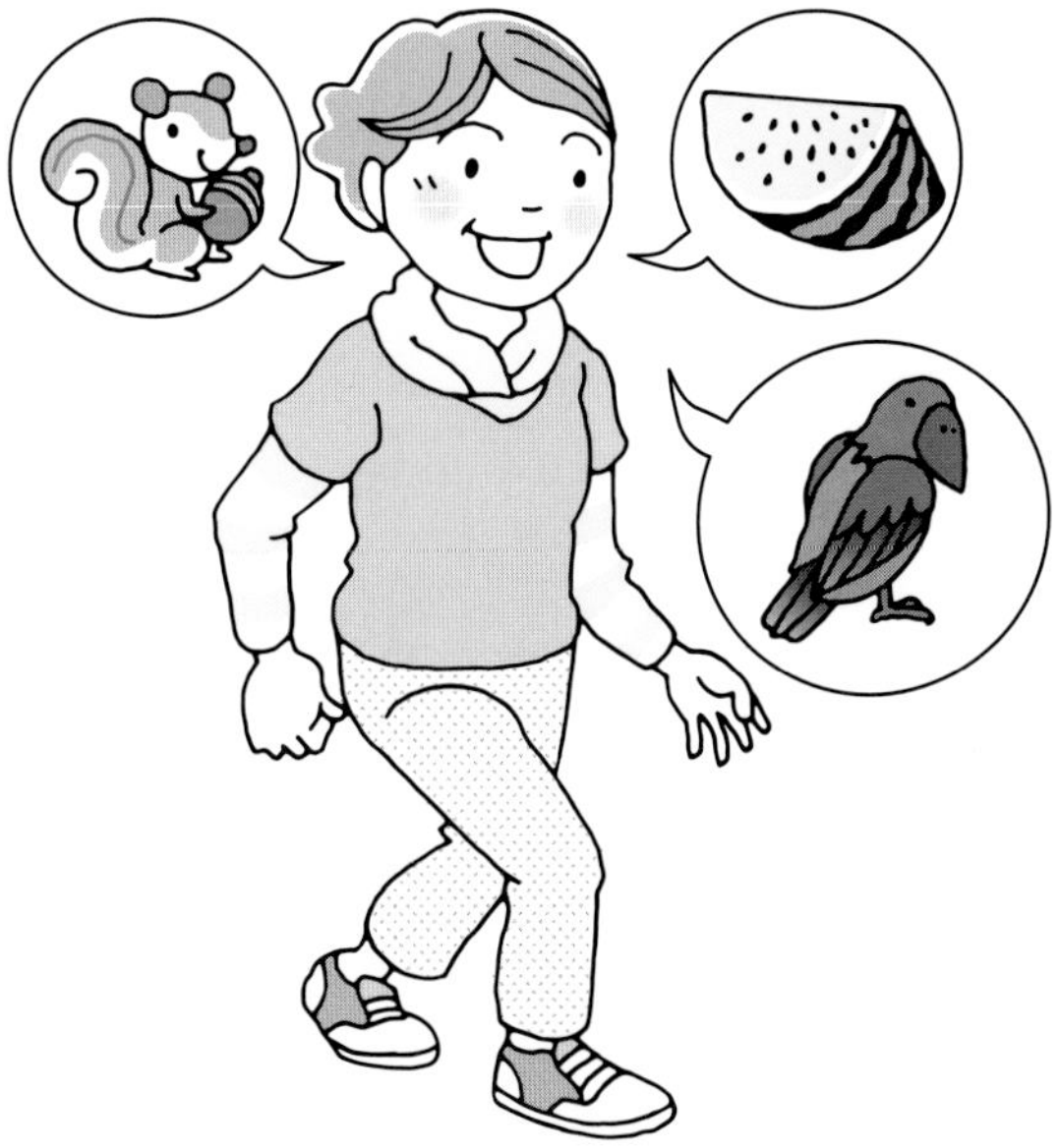

- 歩くことは「有酸素運動」であり、脳の血流が促進されます。
- 血流が増えると、脳内の神経細胞が活性化し、よい刺激になります。
- その他、コレステロールや中性脂肪の改善にもつながり、脳梗塞などが起きにくい身体づくりができるのです。

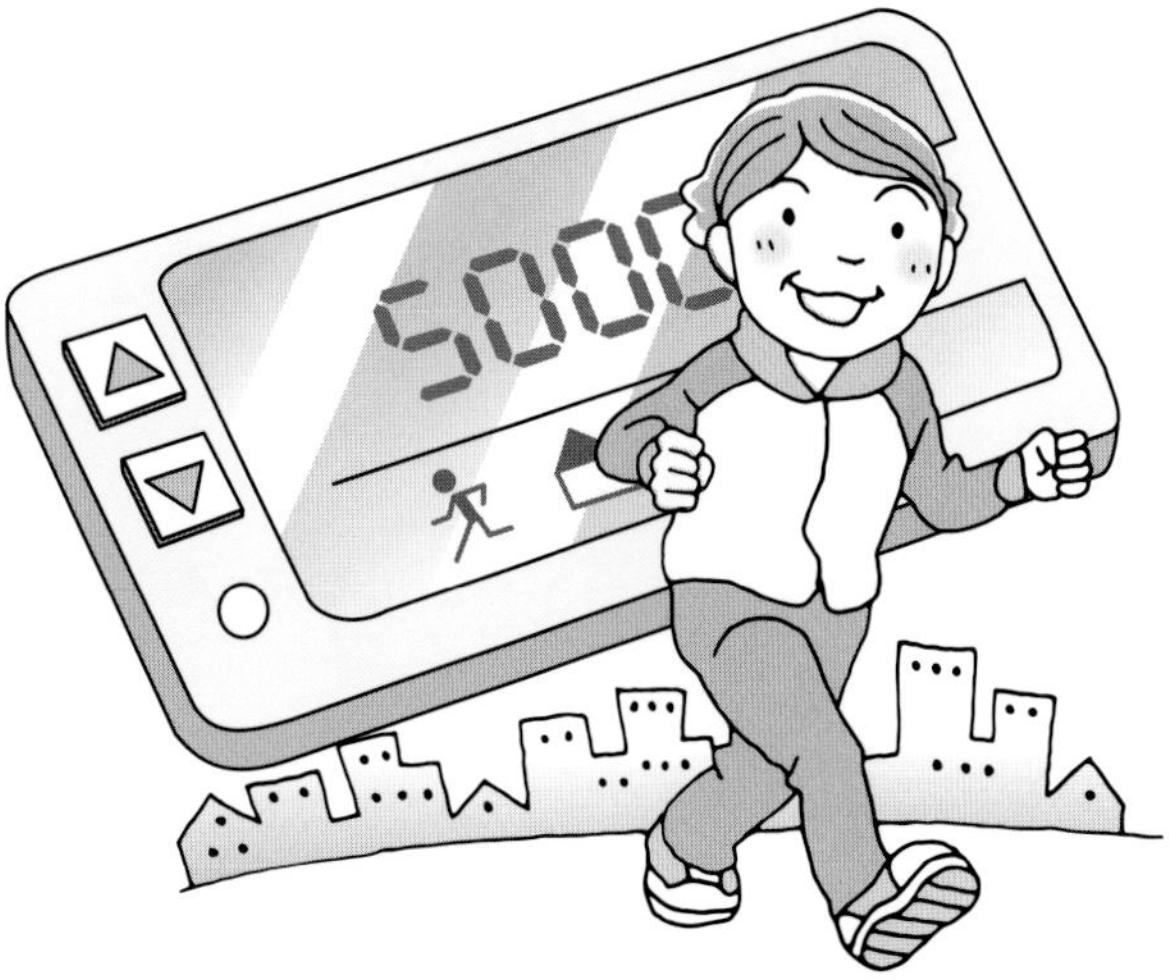

- 歩きながら頭の中で計算をしたり、しりとりをしたりすれば、認知機能の向上にも役立つでしょう。
- ただし、あまり歩きすぎるとかえって軟骨をすり減らすおそれもあるので、「1日5,000歩」という目安を推奨しています。

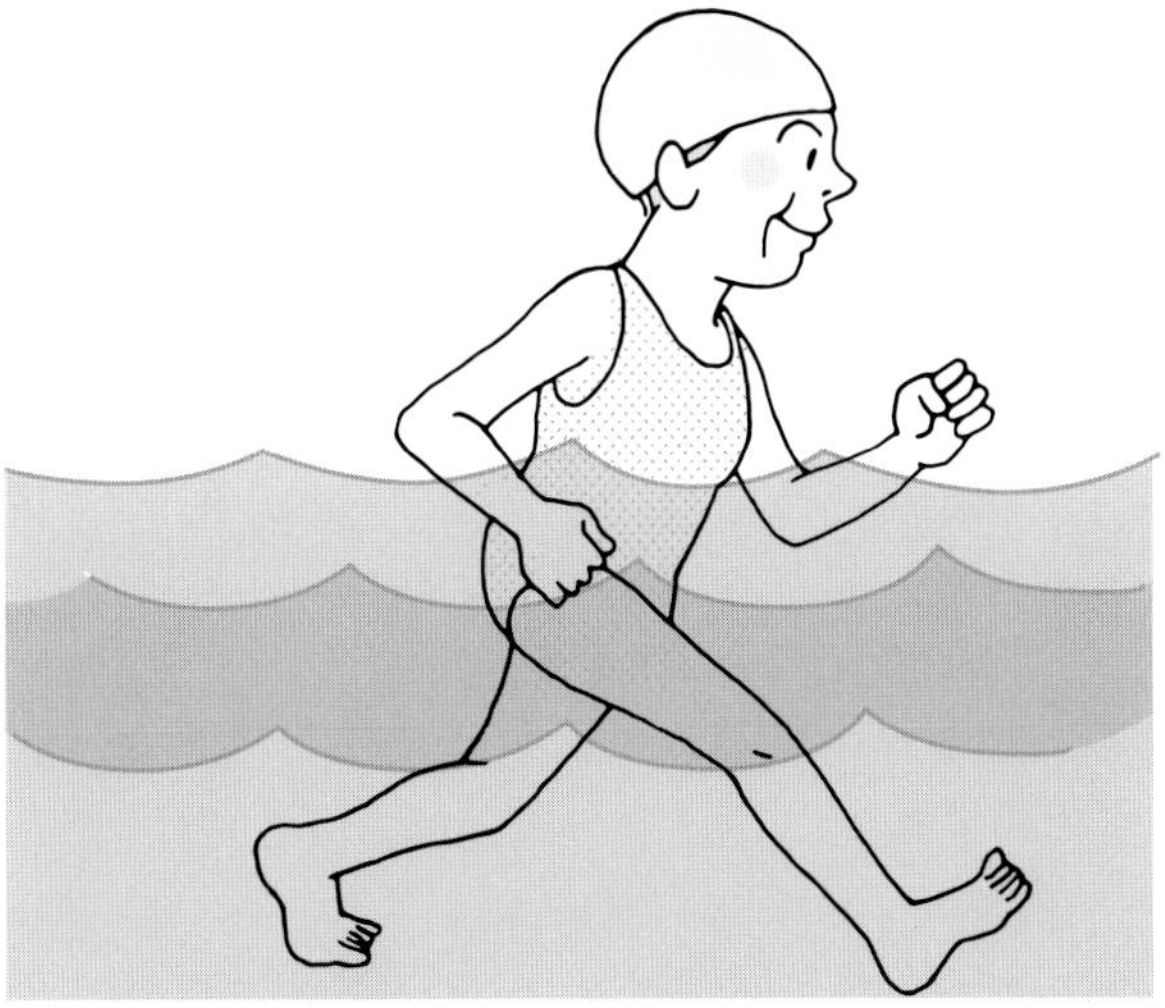

- 水中を歩くこともおすすめです。浮力があるため、筋肉や関節にかかる負担が減り、軽い運動でも筋肉が鍛えられます。

靴の選び方

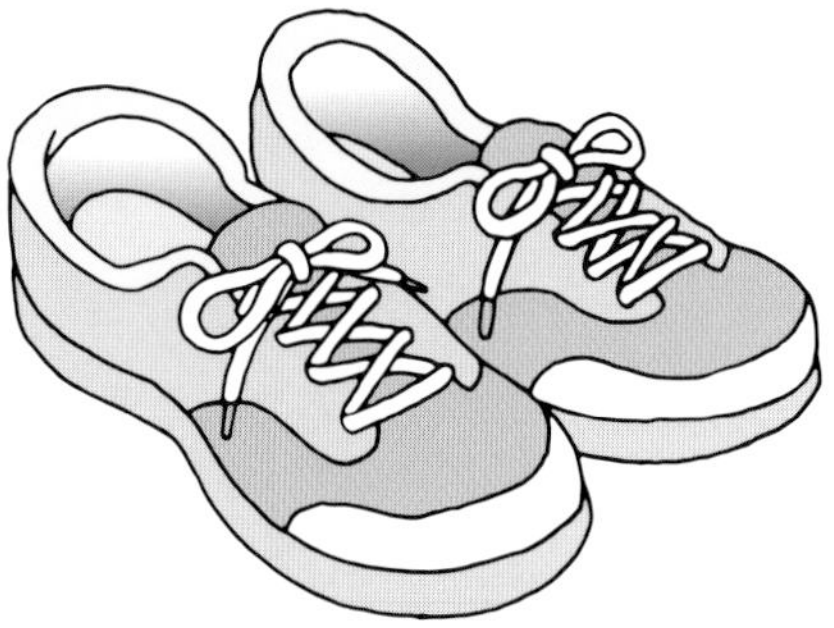

- ウォーキング用の靴選びのポイントは、ひざの負担が少なくなるようにクッション性がいいことと、雨の日でもすべりにくい靴底になっていることです。

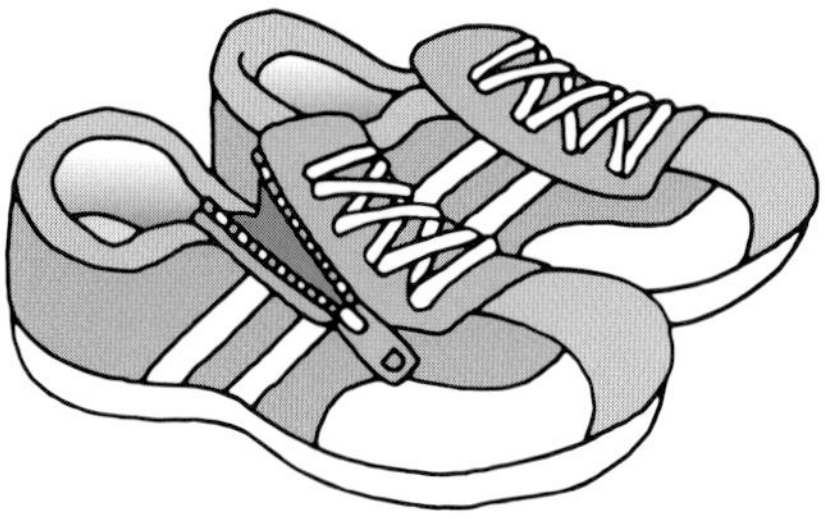

- 面倒でもひもは毎回きちんと結び、足にしっかりフィットさせることが大切。面倒な方は、靴の横にジッパーがついたサイドジッパータイプがおすすめです。

インソール

- 小指側が高くなったO《オー》脚矯正用のインソールを使うことを推奨しています。

- 小指側がもち上がることで、ひざ関節に対して、少しX《エックス》脚になる方向に力が働きます。これにより、地面から伝わるショックがひざの内側から外側に移動し、ひざの内側の痛みが軽減されるのです。道具もうまく活用しましょう。

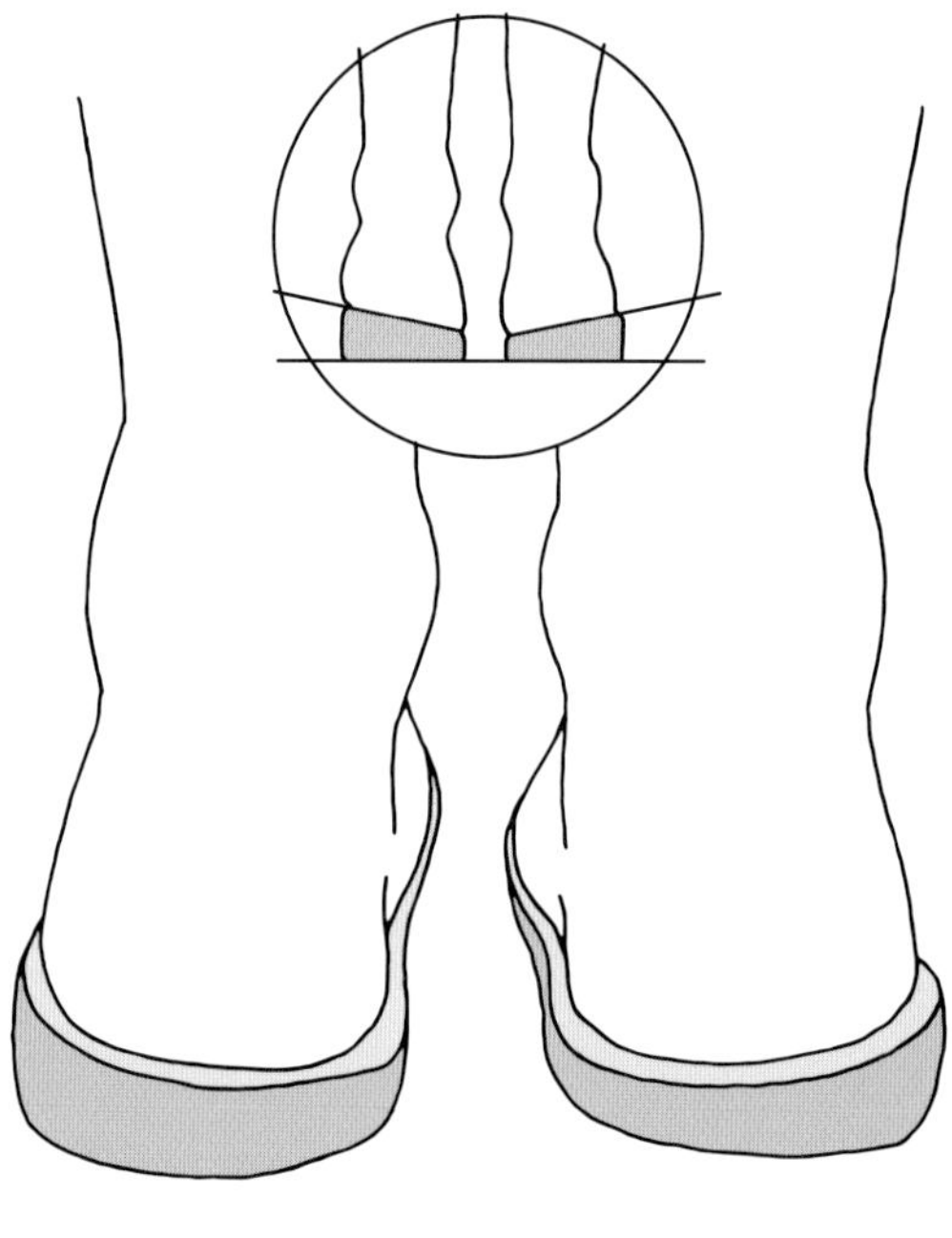

睡眠のコツ

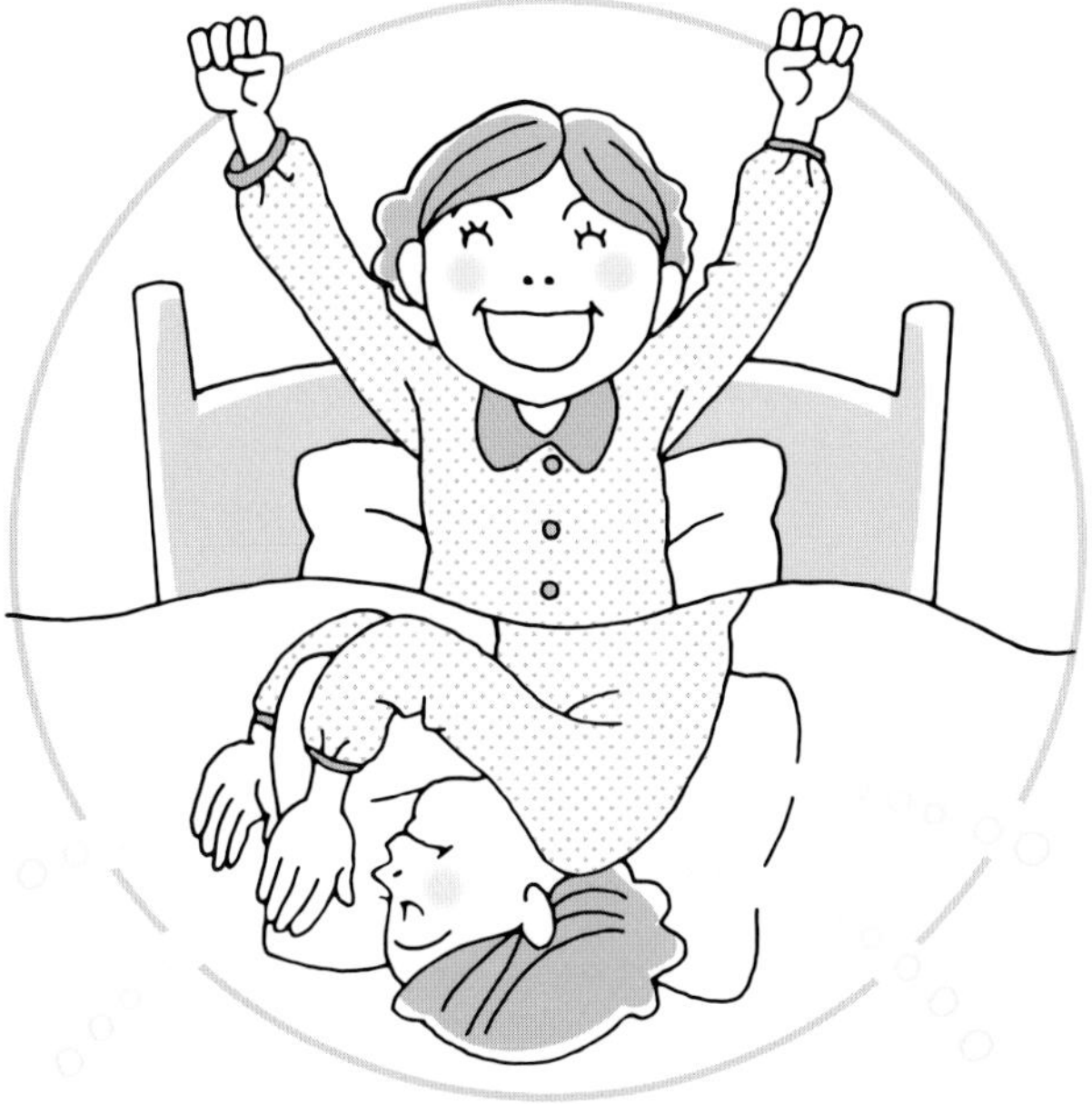

睡眠には、身体や脳の疲れを取り除き、体力や機能を回復させる効果があります。健全な睡眠によって得られる「自己回復機能」は、いわば「セルフ整体」であり、骨格や関節、筋肉の障害に対しても効果的です。

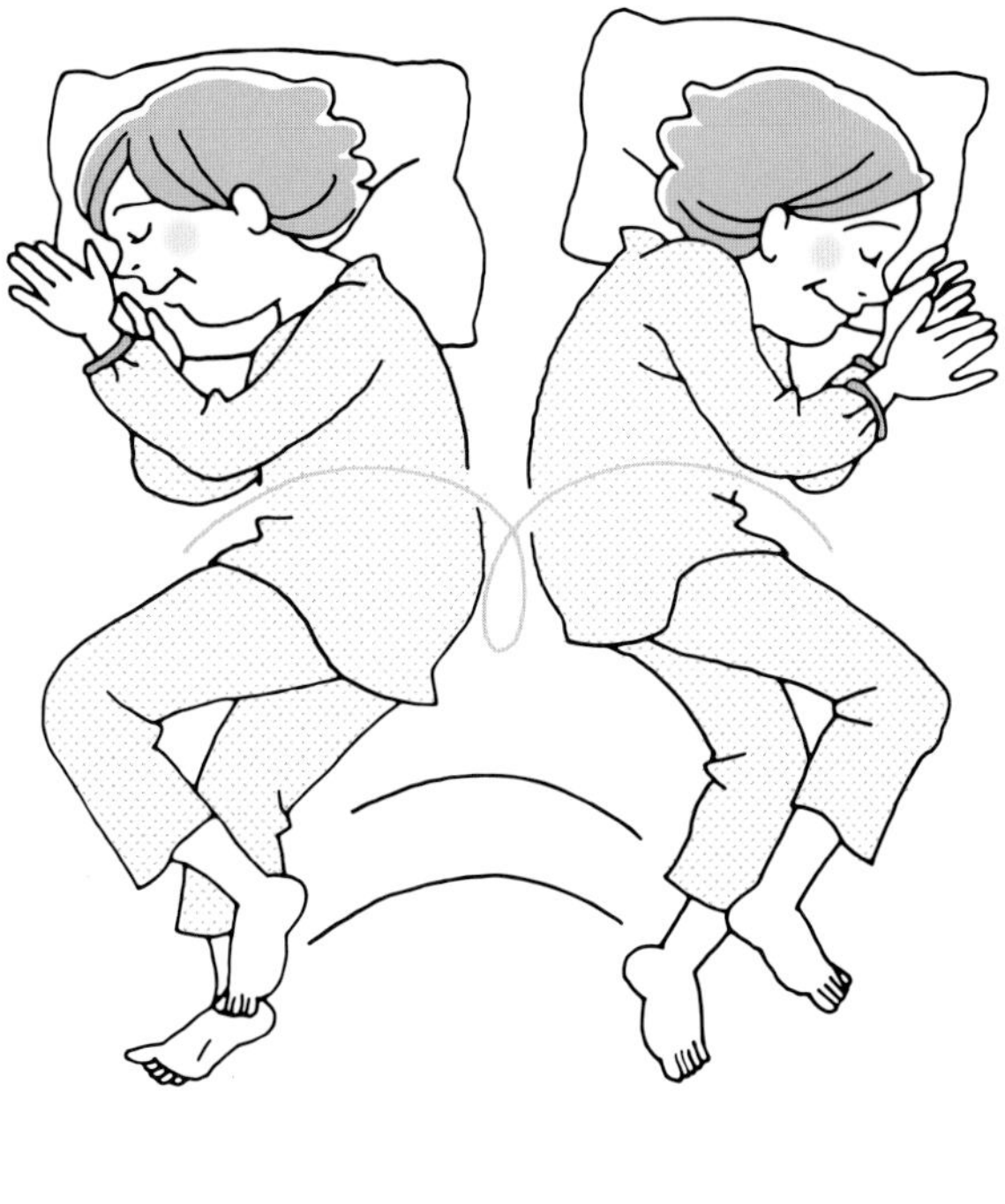

「寝返り」には、骨格を正常な状態に戻す効果があるといわれています。特にひざに痛みがあるときには、できるだけリラックスして、寝返りを打ちやすい環境で眠りましょう。

和式の生活・洋式の生活

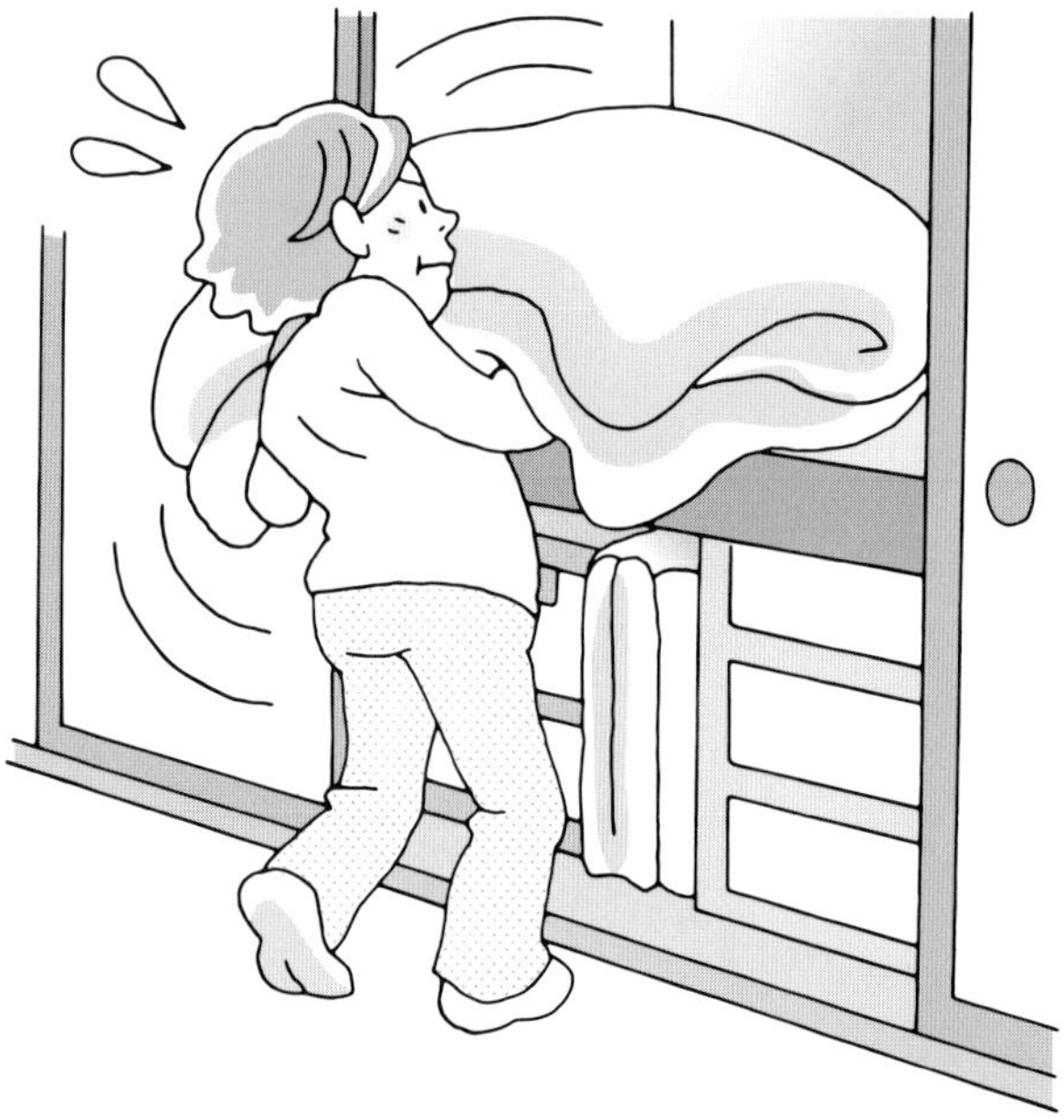

座敷に布団を敷き、起きたらたたんで押入れにしまう昔ながらの「和式の生活」は、足腰が鍛えられる利点があります。正座から立ち上がるのには脚力が必要で、特に支障がなければ和式の生活をおすすめします。

高齢になって布団の上げ下げが困難になったら、足腰の負担の少ない洋式の生活に切り替えてもいいでしょう。

健康的に暮らせる家

まずは「部屋をきれいに片づける」ことが重要です。畳や床の上に物が散らかっていると、つまずいて転倒する危険性が高まるからです。歩く動線に電化製品のコードを這《は》わせないことも大事です。

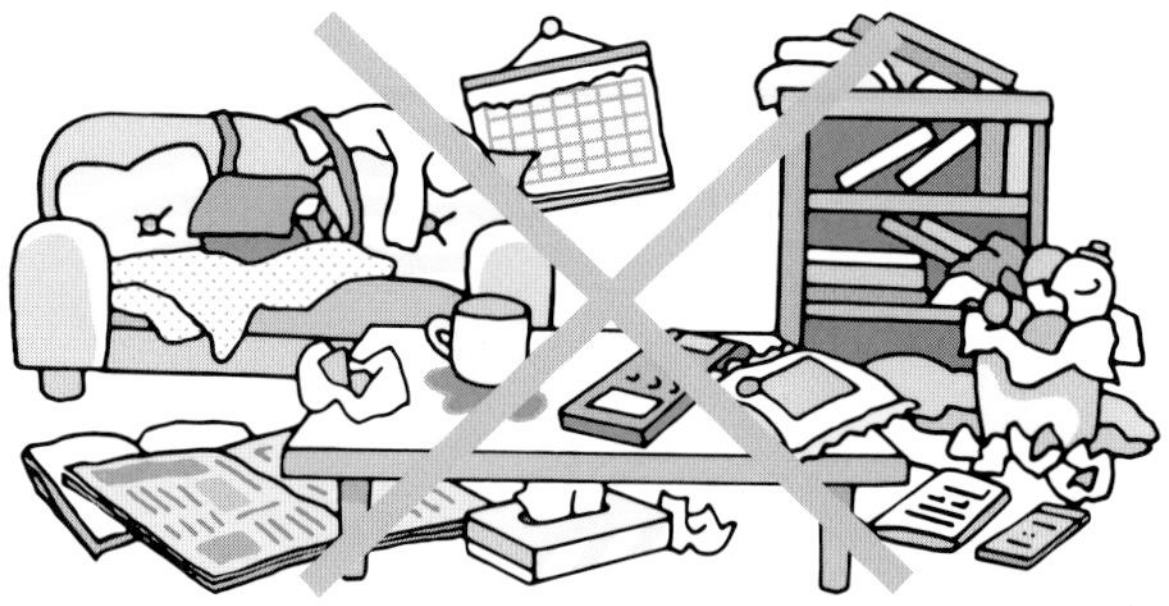

バリアフリーの家は安全ですが、足腰が弱りやすい面もあります。適度に脚力が必要な家がより健康的だといえます。

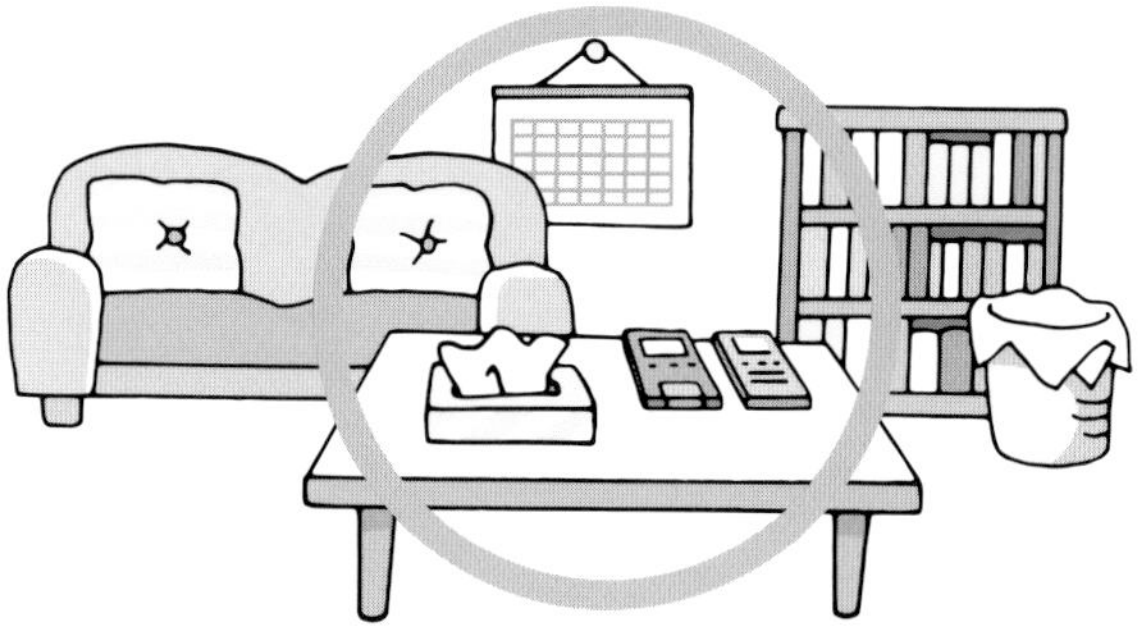

ツボを刺激する

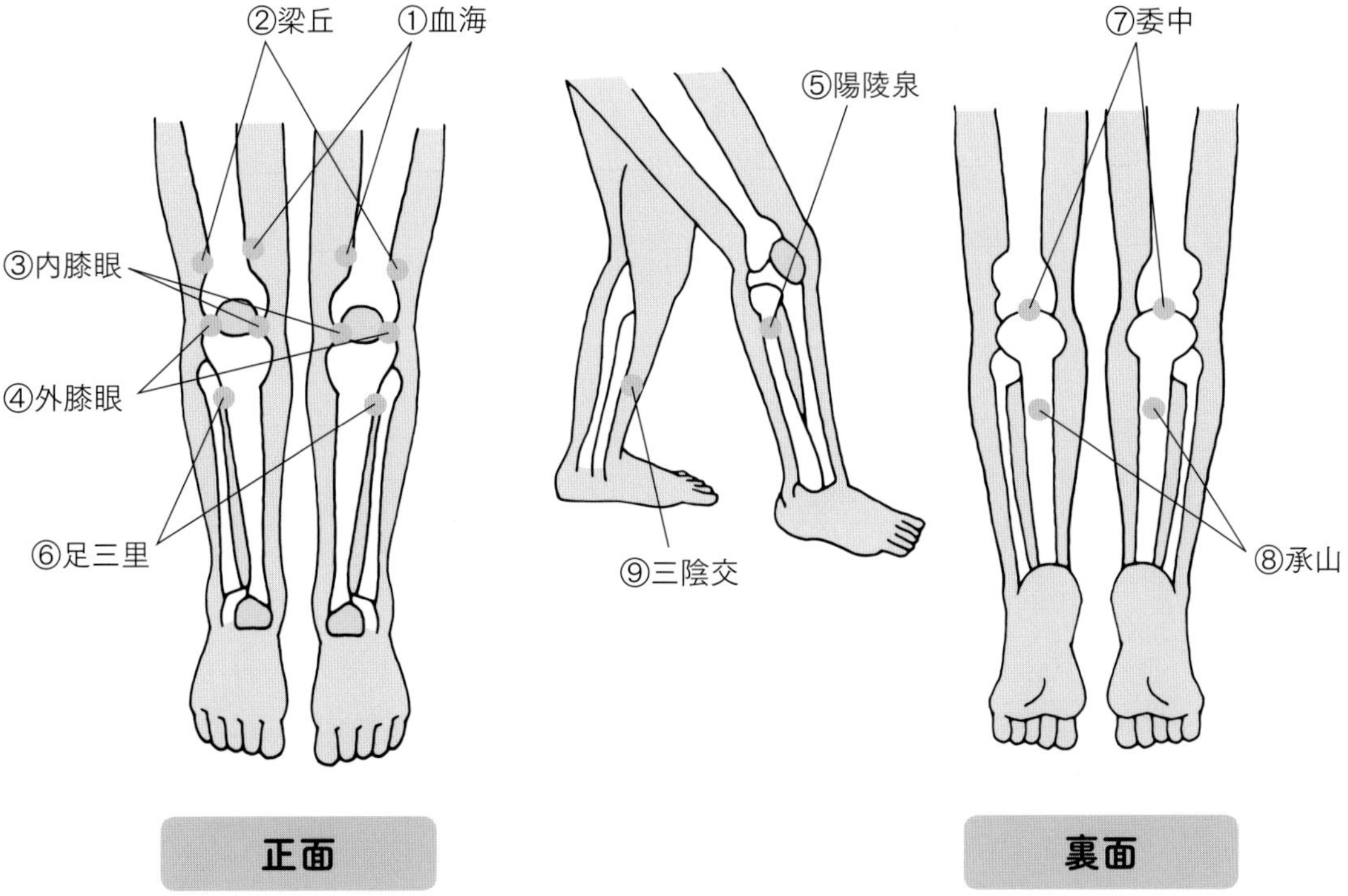

②梁丘
①血海
③内膝眼
④外膝眼
⑥足三里
⑤陽陵泉
⑨三陰交
⑦委中
⑧承山
正面
裏面

①**血海**《けっかい》＝ひざのお皿の内側上部の筋肉の隆起部分
② **梁　丘**《りょうきゅう》＝ひざのお皿の外側の指３本分ほど上
③**内膝眼**《ないしつがん》＝ひざのお皿の内側の下のくぼみ
④**外膝眼**《がいしつがん》＝ひざのお皿の外側の下のくぼみ
⑤**陽 陵 泉**《ようりょうせん》＝ひざの外側の少し下にある出っ張りの前のすぐ下
⑥**足三里**《あしさんり》＝ひざの外側のお皿の下から指３～４本下がったくぼみ
⑦**委 中**《いちゅう》＝ひざの裏側の真ん中
⑧ **承 山**《しょうざん》＝ふくらはぎの中心線上で、筋肉の盛り上がりの下の端
⑨**三陰交**《さんいんこう》＝内くるぶしの頂点から指４本分上で、すねの骨のすぐ後ろのくぼみ

ひざ痛に効くとされるツボを刺激することで、血流が促《うなが》され、むくみが改善して、痛みがやわらぐ効果が期待できます。

食事のコツ

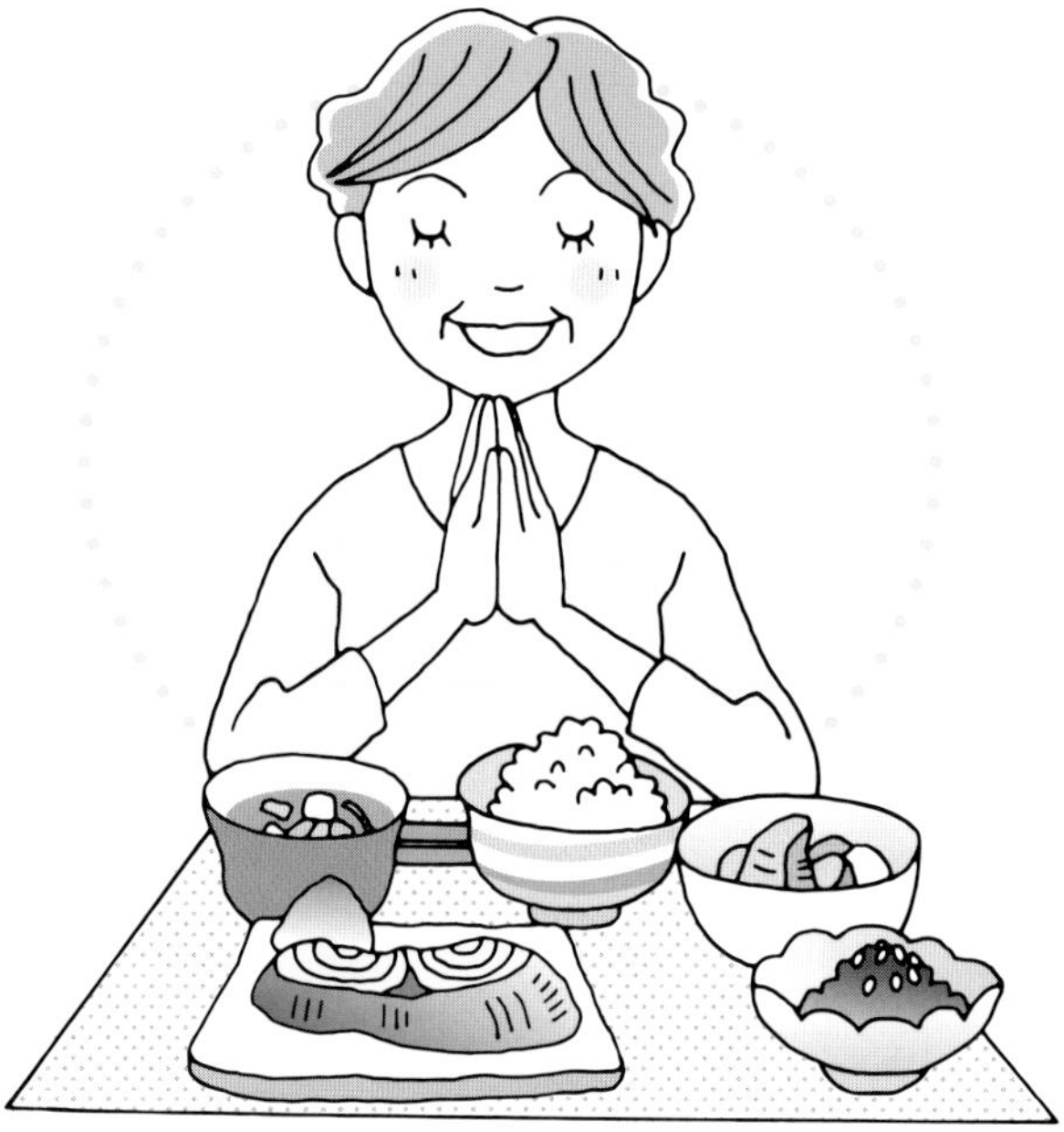

- 腎臓の状態が悪くなると、老廃物が溜まりやすくなります。溜まった老廃物によって下半身の血流が悪化すれば、ひざの痛みに悪影響を及ぼす場合があります。

- 腎臓を健全に保つためには、塩分と脂肪の摂りすぎに注意が必要です。筋肉を硬くする動物性たんぱく質も、摂りすぎないよう気をつけたほうがいいでしょう。

入浴のコツ

- 「冷え」はひざ痛の大敵です。冷えると筋肉が硬くなり、関節も動かしにくくなり、痛みも増してしまうでしょう。

- 入浴でひざを温めると、血流が促され、関節軟骨への栄養補給も促進されます。ただしお湯が熱すぎると炎症によくないので、39度くらいのぬるめに設定し、全身をよく温めるようにしてください。

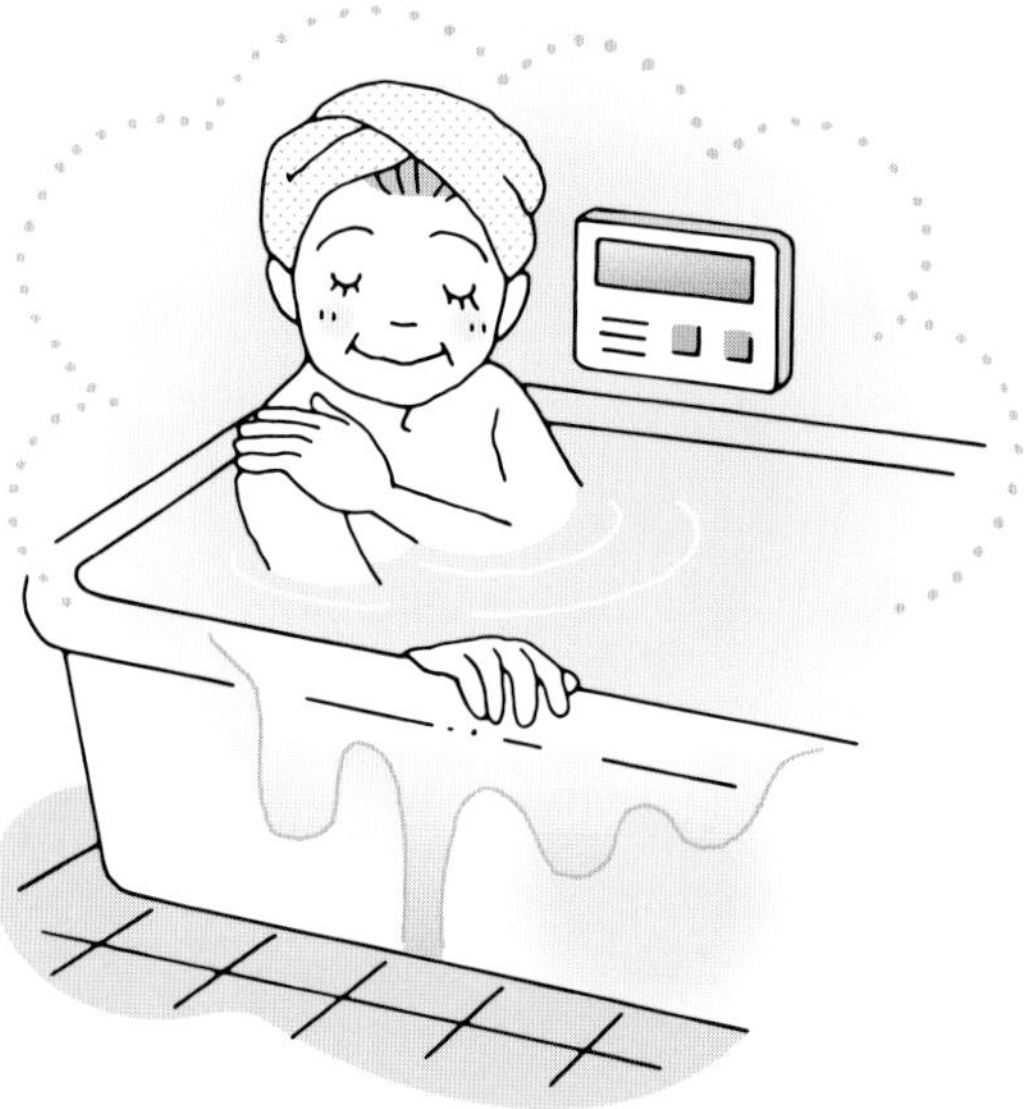

気持ちを前向きに！

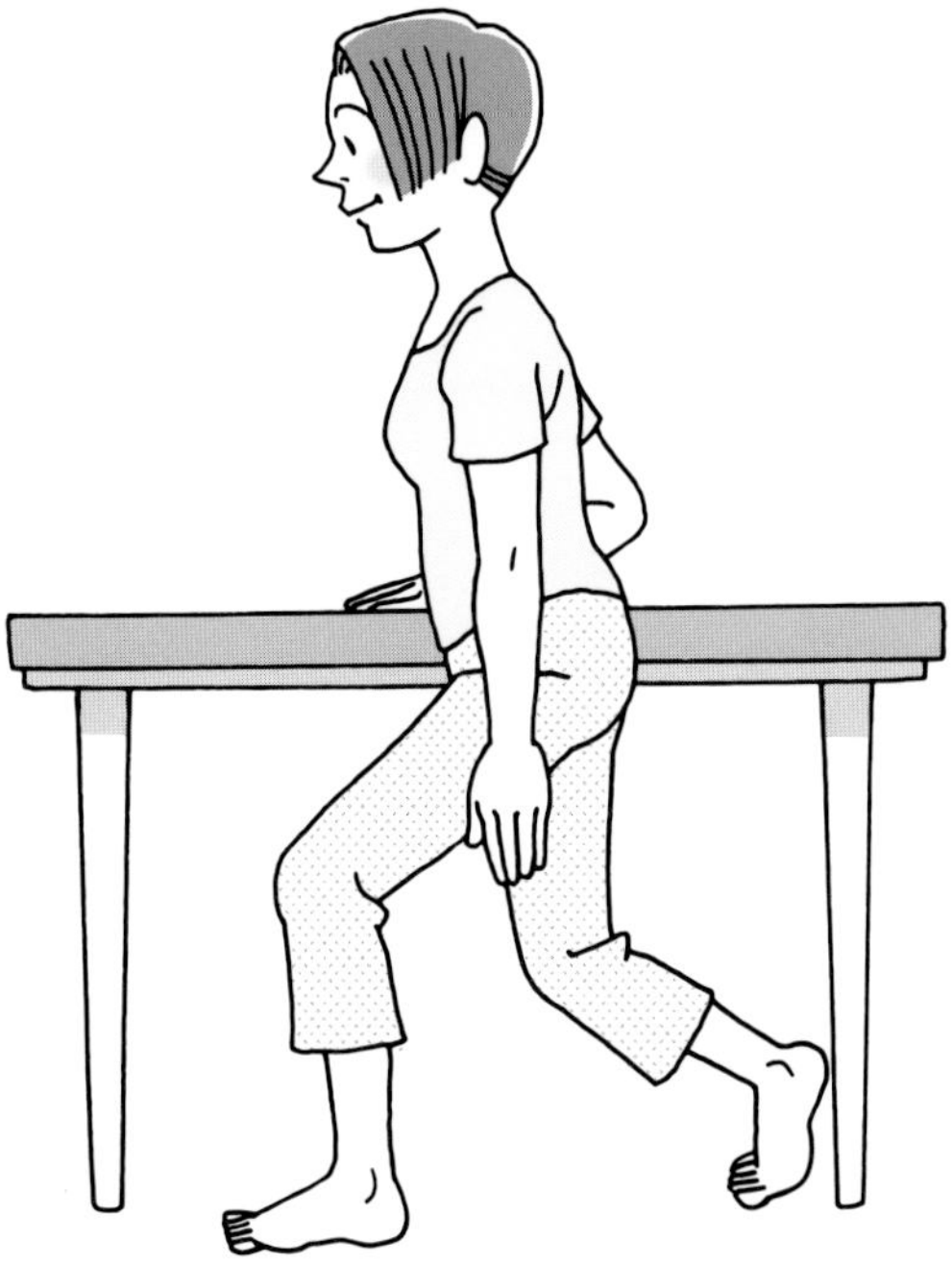

ひざ痛を少しでも回復させていくためには、何より「日々のご自身のトレーニング」が重要です。毎日コツコツとトレーニングを行い、それを何カ月も継続することによって、少しずつ少しずつ状態がよくなっていくものなのです。

大事なのは「前向きな気持ちを保つ」ことです。例えば痛みへの恐怖から、トレーニングの際、効果が出るほどしっかりと力を加えられない場合があります。力を入れるべきところで力を入れなければ、あるいは伸ばすべきところで十分に伸ばさなければ、回復への道は遠のいてしまいます。ぜひ希望をもって、明るく前向きに取り組んでいきましょう！

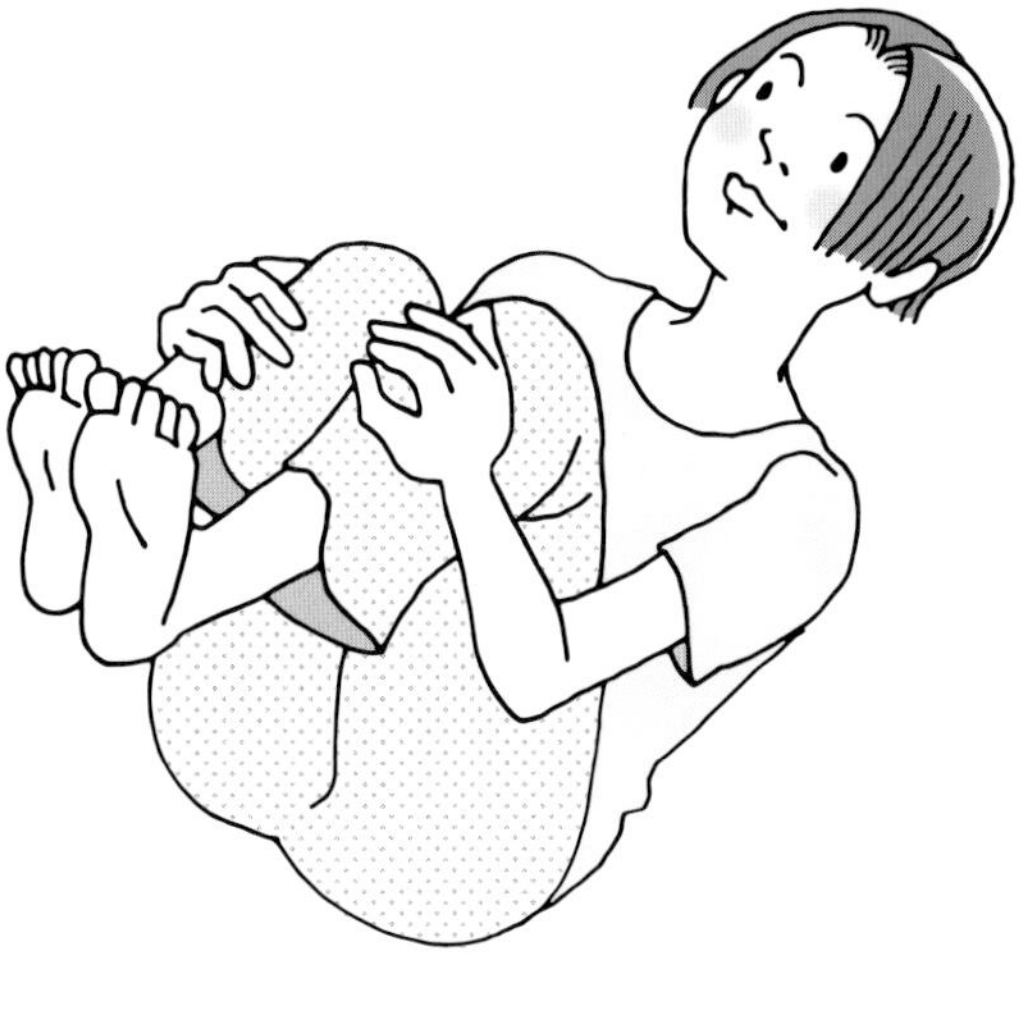

〈監修者紹介〉

宮田重樹（みやた・しげき）
宮田医院院長。著書に『「ひざ」さえ伸ばせば一生歩ける！』（PHP 研究所）など多数。

福辻鋭記（ふくつじ・としき）
アスカ鍼灸治療院院長。著書・監修書に『つらいひざの痛みをやわらげる 1日1分！ 筋肉はがし』（PHP 研究所）など多数。

市橋研一（いちはし・けんいち）
市橋クリニック院長。著書に『整形外科医が実践！ 一生こむら返りにならない すごいオクラ水』（PHP 研究所）など多数。

戸田佳孝（とだ・よしたか）
戸田整形外科リウマチ科クリニック院長。著書に『10 秒の「痛みとりポーズ」でひざ痛・腰痛はみるみる消せる！』（PHP 研究所）など多数。

酒井慎太郎（さかい・しんたろう）
株式会社さかいクリニックグループ代表。著書に『痛い変形性ひざ関節症がラクになる！「ひざ関節液」よみがえり体操』（PHP 研究所）など多数。

装幀：下村成子
装画：渡邉美里　よしのぶもとこ
本文イラスト：よしのぶもとこ
組版・デザイン：朝日メディアインターナショナル株式会社
編集協力：森末祐二

本書は『「ひざ」さえ伸ばせば一生歩ける！』『つらいひざの痛みをやわらげる 1日1分！筋肉はがし』『10 秒の「痛みとりポーズ」でひざ痛・腰痛はみるみる消せる！』『痛い変形性ひざ関節症がラクになる！「ひざ関節液」よみがえり体操』（以上、PHP 研究所）のエッセンスをまとめ、加筆したものです。

これ1冊！「ひざの痛み」

2023年9月11日　第1版第1刷発行

監修者　宮田重樹　福辻鋭記　市橋研一　戸田佳孝　酒井慎太郎
発行者　村上雅基
発行所　株式会社PHP研究所
京都本部　〒601-8411　京都市南区西九条北ノ内町11
〔内容のお問い合わせは〕暮らしデザイン出版部 ☎075-681-8732
〔購入のお問い合わせは〕普　及　グ　ル　ー　プ ☎075-681-8818
印刷所　大日本印刷株式会社

ISBN978-4-569-85544-8